ARTRITIS GOTOSA
La enfermedad del dedo gordo del pie

ARTRITIS GOTOSA
La enfermedad del dedo gordo del pie

ediciones masters@gmail.com
Madrid (España)

http://www.edicionesmasters.com

ARTRITIS GOTOSA
La enfermedad del dedo gordo del pie

Conocida como "enfermedad de reyes", y como artritis úrica, la gota ha sido objeto de estudio por parte de médicos y naturópatas, y causa de sufrimiento en incontables personas, al menos, desde los tiempos de Hipócrates. Antiguamente era una de las principales causas de dolor y de artritis crónica que degeneraba en invalidez, pero actualmente es una enfermedad curable. Desdichadamente, todavía muchas personas continúan padeciendo problemas relacionados con la gota, pues nadie les ha diagnosticado su enfermedad y siguen creyendo que se trata de un problema reumático simple.

Lo cierto es que se estima que afecta a 3 de cada 1.000 personas, siendo más frecuente en los varones entre 25 y 45 años. Tanto la hiperuricemia como la gota están íntimamente relacionados con la obesidad, hipertensión, hiperlipidemia (aumento de la grasa de la sangre) y diabetes; por consecuencia, la gota se asocia con un exceso de tendencia a enfermar y mortalidad por accidentes vasculares cerebrales y ataques cardiacos.

CAPÍTULO 1

Descripción y causas

La gota aparece repentinamente, a menudo en la forma de una articulación dolorosa del dedo gordo del pie o parte inferior del cuerpo. En realidad, es el resultado final de un proceso que ha tenido lugar en el cuerpo por un tiempo, una afección llamada hiperuricemia, el exceso de ácido úrico.

El ácido úrico es una sustancia que normalmente se forma cuando el cuerpo descompone las purinas, que se encuentran en las células humanas y en muchos alimentos. El ácido úrico es transportado por la sangre a los riñones y se elimina en la orina. Sin embargo, algunas personas producen en exceso ácido úrico oaunque producen una cantidad normal, sus riñones no pueden procesarlo de manera eficiente y se acumula un exceso de ácido úrico. Algunas, pero no todas, de esas personas pueden desarrollar gota.

Causas

Los factores del estilo de vida, como una dieta alta en ciertos alimentos ricos en purinas, la obesidad y el consumo excesivo de alcohol, especialmente el consumo excesivo de cerveza, también pueden contribuir al desarrollo de hiperuricemia y gota.

La cantidad normal de ácido úrico es 3 a 7 mg/100 ml.

El ácido úrico desempeña un papel decisivo entre las escorias del metabolismo que se depositan en los tejidos, ocasionado frecuentemente por una elevada oferta de formadores de urea o a causa de una carencia en los fermentos encargados de disgregarla. En el caso de los trastornos del metabolismo graso, estos fermentos están bloqueados.

La gota puede estar causada por causas genéticas o adquiridas, las cuales alteran el metabolismo de las purinas, pero también por enfermedades que generan igualmente gota, como pueden ser la psoriasis, el mixedema, hipotiroidismo, nefropatías, infarto de miocardio, obesidad y el síndrome de Down.

También puede originarse por causas más simples como abuso de proteínas animales, crustáceos o mariscos, alcoholismo, estrés, cansancio, y/o administración de penicilina o insulina. Lo que sabemos con certeza es que el consumo de alcohol y carne, es la fuente más habitual de formación de ácido úrico.

El exceso de ácido úrico puede deberse también a un aumento en su producción, o a una eliminación insuficiente por el riñón. En condiciones normales, 1/3 del ácido úrico del organismo procede de los alimentos, y 2/3 del metabolismo. Con el transcurso del tiempo, los niveles elevados de ácido úrico en sangre (hiperuricemia), pueden ocasionar la formación de cristales de ácido úrico en forma de aguja, que si se depositan en las articulaciones ocasionan los ataques de gota, pero cuando lo hacen en los tejidos por debajo de la piel originan los tofos(depósitos voluminosos de cristales de ácido úrico que se desarrollan en el tejido cartilaginoso, tendones y tejidos blandos), y si se acumulan en las vías urinarias desencadenan cálculos.

La gota ocurre cuando se acumulan cristales de urato en una articulación, lo que causa inflamación y dolor intenso durante un ataque de gota. Los cristales de urato solamente pueden formarse si se tienen niveles altos de ácido úrico en la sangre.
En circunstancias normales, el cuerpo produce ácido úrico cuando descompone purinas, que

son sustancias que están presentes en el cuerpo naturalmente.

Las purinas también se hallan en determinados alimentos, como el filete, la carne de órganos y los mariscos. Hay otros alimentos que también provocan altos niveles de ácido úrico, como las bebidas alcohólicas, especialmente la cerveza, y las bebidas endulzadas con azúcar de frutas (fructosa).

Normalmente, el ácido úrico se disuelve en la sangre y pasa por los riñones a la orina. Pero, a veces, el cuerpo produce demasiado ácido úrico o los riñones excretan muy poco. Cuando esto sucede, el ácido úrico se acumula y forma cristales de urato con forma de aguja puntiaguda en una articulación o el tejido que la rodea, y esto causa dolor, inflamación e hinchazón.

¿Causas dietéticas o genéticas?

Las causas de la gota, en general, no son dietéticas, aseguran muchos médicos, y fueron uno de los grandes mitos sobre esta enfermedad, y es parte de la razón por la que los pacientes se sienten avergonzados de hablar sobre su gota. Las personas les acusan de ser glotones y causar así su mal, pero la gota es una enfermedad metabólica con orígenes imprecisos, quizá genéticos.

Factores de riesgo que no se pueden cambiar

Raza
Los afroamericanos son más propensos a la gota que los blancos.

Edad
El riesgo de gota aumenta con la edad.

Genes
Algunas personas están predispuestas a tener niveles más altos de ácido úrico y una menor capacidad para eliminar el ácido úrico. Aunque quizá la causa sea congénita, la que se adquiere durante el embarazo.

Peso
Hay que tener control sobre el peso, pues es un gran factor de riesgo para desarrollar gota y síndrome metabólico (MET). La combinación de presión arterial alta, colesterol alto, azúcar en sangre alta y obesidad, está relacionada con niveles altos de urato y gota en suero.

Sexo
Los hombres más jóvenes tienen cuatro veces más probabilidades de desarrollar gota que las mujeres; y después de los 65 años, este porcentaje aumenta en los hombres, aunque no excluye a las mujeres que, poco a poco,

van acortando distancias. El consumo de tabaco, el alcohol y los mayores de niveles de estrés, pueden ser la causa.

Causas de gota en las mujeres

Alguna vez se pensó que la gota, la llamada "enfermedad de los reyes", no afectaba a las mujeres de la nobleza. Pero en los últimos 20 años, los casos de gota se han más que duplicado entre las mujeres. En la actualidad, 2 millones de mujeres (y 6 millones de hombres) en los EE. UU. tienen esta forma inflamatoria de artritis que causa hinchazón articular y dolor revelador en la base del dedo gordo del pie.

Cómo se manifiesta

Las mujeres tienden a desarrollar gota en las rodillas, los dedos de los pies, las muñecas y las puntas de los dedos. Suele viajar a las articulaciones distales de los dedos, donde es posible que ya tengan algún daño relacionado con la osteoartritis. Pero en las mujeres es más probable que la gota aparezca en múltiples articulaciones lentamente a lo largo del tiempo en comparación con los hombres.
Los primeros síntomas son los ataques repentinos y severos de gota, que pueden despertaren medio de la noche. En las

mujeres, parece que hay una mayor prevalencia del episodio inicial de gota en múltiples articulaciones. Puede no ser siempre el dedo gordo hinchado típico. En las manos esto a menudo se diagnostica erróneamente como osteoartritis inflamatoria, cuando en realidad pueden ser ataques de gota.

Posibles desencadenantes

El estrógeno, una hormona femenina, protege a las mujeres y hace que el ácido úrico se elimine en la orina. Cuando las mujeres pierden estrógenos después de la menopausia, el nivel de ácido úrico en la sangre comienza a aumentar, es como si el deterioro general comenzara a correr después de la menopausia en estas mujeres.

Por eso, es raro ver a una mujer premenopáusica o a una mujer en terapia de reemplazo de estrógenos con gota. Cuando una mujer ingresa con gota antes de los 60 años, generalmente tiene otros factores de riesgo, como tomar diuréticos o un historial de problemas renales.

Pero hay otros problemas además del nivel de hormonas. Un estudio publicado en 2017 en BMC MusculoskeletalDisorders descubrió que, además de entrar en la menopausia, las mujeres con gota tenían más probabilidades que los hombres de padecer otras afecciones, como presión arterial alta, diabetes, enfermedad renal y obesidad. La investigación también mostró que tomar diuréticos era también un factor de riesgo para las mujeres, mientras que los hombres tenían más desencadenantes dietéticos.

Estos hallazgos sugieren maneras de ayudar a controlar la gota en las mujeres además de los medicamentos reductores del ácido úrico. Por ejemplo, los autores del estudio informaron que se ha demostrado que la pérdida de peso disminuye los brotes de gota y puede mejorar el tratamiento de las enfermedades asociadas, como la osteoartritis y la diabetes.

CAPÍTULO 2

Síntomas

El dolor suele ser intenso, pulsátil y la parte afectada está con frecuencia caliente, roja, brillante e hipersensible al tacto. Se localiza con preferencia en el dedo gordo del pie, el tobillo, la rodilla, la muñeca y el codo. El comienzo es brusco, localizado en una pequeña articulación, mayormente la del dedo gordo del pie, dolor que suele ir acompañado por fiebre, decaimiento y anorexia, además de fuerte enrojecimiento y sensación de calor, Si la enfermedad se mantiene durante bastante tiempo, hay anquilosamiento de la parte afectada, y engrosamiento de las articulaciones. Los riñones tienden a contraerse y la presión sanguínea aumenta.

Hay otros tipos de artritis que pueden ocasionar ataques parecidos a los de la gota y, puesto que el tratamiento debe ser específico, un diagnóstico apropiado de la enfermedad es esencial para un correcto tratamiento. El diagnóstico definitivo depende de la demostración de cristales de ácido úrico en el líquido, el cual puede extraerse de las articulaciones durante los ataques agudos de gota. No obstante, hay que tener en cuenta de que, en el momento del ataque agudo, los niveles séricos de ácido úrico pueden ser normales e incluso bajos. Además, los niveles de ácido úrico en sangre con frecuencia pueden encontrarse elevados en sujetos sin gota.

Síntomas

La gota es una forma frecuente y compleja de artritis que puede afectar a cualquiera y que se caracteriza por ataques repentinos e intensos de dolor, hinchazón, enrojecimiento y sensibilidad en las articulaciones, muchas veces en la articulación que se encuentra en la base del dedo gordo del pie.

La gota causa dolor intenso e hinchazón alrededor de una o más articulaciones. Por lo general, suele afectar la articulación que se encuentra en la base del dedo gordo del pie, o al menos comenzar allí.

Un ataque de gota puede ocurrir de manera repentina y con frecuencia puede hacer que el afectado se despierte en el medio de la noche con la sensación de que el dedo gordo del pie está ardiendo. La articulación afectada está caliente, hinchada y tan sensible que hasta el peso de la sábana puede parecer intolerable.

Los síntomas atípicos lamentablemente pueden conducir a un diagnóstico erróneo. Pero reconocer la gota cuanto antes es fundamental para la salud del corazón y los riñones.

Un estudio de 2010 publicado en la revista Annals of RheumaticDiseases, analizó a 9.642 personas mayores de 65 años con gota y 48.210 personas emparejadas sin gota. Los resultados mostraron que las mujeres con gota tenían aproximadamente 39% más de probabilidades de tener un ataque cardíaco que el grupo control. En comparación, los hombres con gota eran solo un 11% más susceptibles a la enfermedad cardiovascular.

¿El culpable? Los médicos creen que los altos niveles de ácido úrico aumentan la inflamación y hacen que las plaquetas sanguíneas sean más "adhesivas", lo que puede provocar la formación de coágulos sanguíneos.

Los síntomas de la gota pueden ser intermitentes, y casi siempre ocurren de forma repentina y, a menudo, por la noche, aunque existen formas de controlarlos y prevenir exacerbaciones.

Estos son algunos de ellos:

Dolor articular intenso.
Por lo general, la gota afecta la articulación grande del dedo gordo del pie, pero puede ocurrir en cualquier articulación. Otras articulaciones que con frecuencia se ven afectadas son los tobillos, las rodillas, los codos, las muñecas y los dedos de las manos. Es probable que el dolor sea más grave dentro de las primeras 4 a 12 horas después de que inicia.

Molestia persistente
Después de que el dolor más intenso desaparece, es posible que quede un poco de molestia articular, la cual puede durar algunos días o semanas. Es probable que los ataques posteriores duren más tiempo y afecten más articulaciones.

Inflamación y enrojecimiento
Las articulaciones afectadas se hinchan, se vuelven sensibles, se calientan y enrojecen.

Amplitud de movimiento limitada
A medida que la gota avanza, es posible que no se puedan mover las articulaciones con normalidad.

Buscar atención médica de inmediato si se tiene fiebre y si una articulación está caliente e inflamada, ya que puede ser un signo de infección.

CAPÍTULO 3

Diagnóstico

El Dr. Fields dice que el dolor de espalda en un ataque de gota, podría confundirse con otra cosa y tratarse como tal, pero lo que el paciente realmente necesita es medicamentos para disminuir su nivel de ácido úrico.

Aunque un médico puede saber que el paciente tiene gota, quizá no relaciona que el dolor de espalda proviene de una hernia discal o de la osteoartritis. Tienen que hacer imágenes o una biopsia para encontrar los depósitos de ácido úrico en la columna vertebral.

La gota espinal es rara, pero puede valer la pena consultar con el médico si hay dolor de espalda y antecedentes de gota. Debería sospechar aún más si usa diuréticos, tiene presión arterial alta o si es obeso. El diagnóstico precoz y el tratamiento con medicamentos para reducir el ácido úrico, pueden evitar la necesidad de una intervención quirúrgica.

Pruebas

Prueba de líquido sinovial
El médico puede usar una aguja para extraer líquido de la articulación afectada. Los cristales de urato pueden ser visibles cuando se examina el líquido con un microscopio.

Análisis de sangre
Se podría recomendar un análisis de sangre para medir los niveles de ácido úrico y creatinina en la sangre. Sin embargo, los análisis de sangre pueden ser confusos y algunas personas tienen niveles de ácido úrico elevados, pero nunca tienen gota. Y algunas personas tienen signos y síntomas de gota, pero no tienen niveles inusuales de ácido úrico en la sangre.

Radiografías
Las radiografías de las articulaciones pueden ayudar a descartar otras causas de la inflamación articular.

Ecografía
Una ecografía musculoesquelética puede detectar cristales de urato en las articulaciones o en los tofos. Esta técnica se utiliza con más frecuencia en Europa que en los Estados Unidos.

Tomografía computarizada de doble energía
Este tipo de prueba por imágenes puede detectar la presencia de cristales de urato en una articulación, incluso si no está gravemente inflamada. Esta prueba no se realiza de manera rutinaria en la práctica clínica debido al costo y no se encuentra ampliamente disponible.

Dolor de espalda y gota

Si alguna vez ha tenido dolor de espalda, sabrá lo difícil que puede ser identificar la causa. Desde los espolones óseos a los músculos con exceso de trabajo, hasta la distensión. Pero ¿podría ser el dolor de espalda una manifestación de la gota?
Y aquí hay uno más. En los últimos 10 años, los reumatólogos han documentado más casos de gota que aparecen en la columna vertebral. Entonces, si usted es uno de los 8 millones de estadounidenses con esta forma inflamatoria de artritis, y tiene dolor de espalda o cuello inexplicable, sensaciones de hormigueo en el brazo o la pierna o entumecimiento, existe una pequeña posibilidad de que el culpable sea la gota.
La gota en la columna vertebral parece que es extremadamente rara, pero un estudio publicado en 2016 en el European Spine Journal encontró 131 casos descritos en

revistas médicas. Pero Theodore Fields, MD, un reumatólogo en el Hospital de Cirugía Especial en la ciudad de Nueva York, dice que es más común de lo que pensamos. "Algunos estudios iniciales –dice- sugieren que hay más gota en la columna vertebral que lo que previamente pensamos. La mayoría de los médicos simplemente no lo están buscando. Pero mi experiencia es que los pacientes con gota espinal, generalmente tienen antecedentes de gota en otros lugares".

La gota generalmente afecta la articulación del dedo gordo y otras extremidades primero, incluidas las rodillas y las puntas de los dedos. Las personas a menudo describen un ataque de gota tan doloroso que no pueden ponerse un zapato o conducir hasta el hospital. Sin embargo, el Dr. Fields dice que ciertamente es posible que alguien presente dolor de espalda como síntoma inicial. "La gota puede viajar a casi cualquier articulación con el tiempo" – dice-. "Si alguien tiene gota no tratada de 10 a 20 años, no es raro que la tenga en los dedos, las muñecas, las articulaciones cervicales y lumbares, e incluso ocasionalmente los codos. El único lugar donde es realmente raro recibir gota es la cadera".

Cómo afecta a la columna vertebral

Un estudio publicado en 2016 en el World Journal of Orthopedics, revisó 68 informes de casos publicados de personas diagnosticadas con gota espinal de 2010 a 2014. Alrededor del 69% de los pacientes experimentaron dolor de espalda o cuello y 66% de los pacientes tenían niveles elevados de ácido úrico. Además del dolor de espalda, las personas describen la neuropatía clásica, que incluye dolor nervioso pinchado en el brazo.

Más de la mitad de estos pacientes se sometieron a un procedimiento quirúrgico llamado laminectomía para aliviar la presión sobre su médula espinal o sus raíces nerviosas. Otro 29% respondió a tratamientos no invasivos, como los medicamentos para reducir el ácido úrico.

Pero Brian F. Mandell, MD, reumatólogo de la Clínica Cleveland en Ohio y miembro del consejo de The Gout&Uric Acid Education Society, advierte que la mayoría de las personas con gota espinal no presenta ningún síntoma, están asintomáticos.

Históricamente, dice, los médicos han pensado que la gota espinal afecta a pacientes trasplantados que toman medicamentos para el rechazo de órganos como la ciclosporina, que se sabe que envían niveles de ácido úrico a través de la sangre. Con las nuevas tomografías computarizadas de doble energía que existen hoy en día, en realidad se pueden ver grupos de ácido úrico de color verde a lo largo de la columna vertebral y predecir qué nervios estarían involucrados. No obstante, clínicamente no es un problema muy común.

CAPÍTULO 4

Prevención y factores de riesgo

Durante los períodos en que no hay síntomas, estas pautas alimentarias pueden ayudar a protegerte contra futuros ataques de gota:

Beber mucho líquido
Beber mucha agua para estar bien hidratado. También hay que limitar la cantidad de bebidas azucaradas que se toma, especialmente las endulzadas con jarabe de maíz con alto contenido de fructosa.

Limitar o evitar el alcohol
No existe una cantidad definida de alcohol que pueda ser inocua. La evidencia reciente indica que la cerveza específicamente puede aumentar el riesgo de tener síntomas de gota, en especial en los hombres.

Consumir proteínas de productos lácteos con bajo contenido de grasa

Los productos lácteos con bajo contenido de grasa pueden causar un efecto protector contra la gota, y aportar proteínas.

Limitar el consumo de carne, pescado y aves
Una pequeña cantidad puede resultar tolerable, pero hay que prestar atención a los tipos y las cantidades que parecen causar problemas.

Mantener un peso conveniente
Hay que elegir los alimentos que permitan mantener un peso saludable, pues perder peso puede disminuir los niveles de ácido úrico en el cuerpo. Hay que evitar hacer ayuno o adelgazar rápidamente, ya que esto puede aumentar los niveles de ácido úrico temporalmente.

Factores de riesgo

Se es más propenso a padecer gota si se tienen niveles elevados de ácido úrico en el organismo. Algunos factores que aumentan el nivel de ácido úrico en el cuerpo son los siguientes:

Dieta
Una dieta rica en carne, mariscos y bebidas endulzadas con azúcar de fruta (fructosa) eleva los niveles de ácido úrico, lo cual

aumenta el riesgo de padecer gota. El consumo de alcohol, en especial, la cerveza, también incrementa el riesgo de que se padezca gota.

Obesidad
Si se tiene sobrepeso, el organismo produce más ácido úrico y los riñones tienen mayor dificultad para eliminarlo.

Afecciones
Ciertas enfermedades y afecciones aumentan el riesgo de padecer gota. Estas son la presión arterial alta sin tratar y las enfermedades crónicas, como la diabetes, el síndrome metabólico, así como las enfermedades renales y cardíacas.

Ciertos medicamentos
El uso de diuréticos tiacídicos (comúnmente utilizados para tratar la hipertensión) y de aspirina en dosis bajas, también puede aumentar los niveles de ácido úrico. También provocan el mismo efecto el uso de medicamentos contra el sistema inmune que se les receta a las personas que tuvieron un trasplante de órganos.

Antecedentes familiares de gota

Si otros miembros de la familia tuvieron gota, es más probable que se padezca la predisposición a la enfermedad.

Edad y sexo
La gota se produce con mayor frecuencia en los hombres, principalmente porque las mujeres suelen tener niveles más bajos de ácido úrico. Sin embargo, después de la menopausia, los niveles de ácido úrico en las mujeres se asemejan a los de los hombres. Los hombres también son más propensos a padecer gota más temprano, generalmente entre los 30 y los 50 años, mientras que las mujeres suelen manifestar signos y síntomas después de la menopausia.

Cirugías o traumatismos recientes
Haberse sometido a cirugías o haber tenido traumatismos recientemente, se ha vinculado a un mayor riesgo de padecer un ataque de gota.

Desencadenantes

Cirugía o enfermedad repentina y severa
Infección
Tomar ciertos medicamentos diuréticos para la presión arterial alta, hinchazón de la pierna (edema) o insuficiencia cardíaca.
Tomar el medicamento cyclosporine, empleada en las enfermedades autoinmunes.

Quimioterapia

Estilo de vida incorrecto: Beber demasiado alcohol, comer grandes porciones de ciertos alimentos ricos en purinas (carnes rojas o mariscos), deshidratación (no obtener suficientes líquidos), refrescos dulces.

La buena noticia es que los medicamentos para reducir el ácido úrico son altamente efectivos. Alguna vez se pensó que comer una dieta baja en purinas podría ser suficiente para evitar los ataques, pero este método por sí solo generalmente no reduce los niveles de ácido úrico lo suficiente.

Existe una gran idea errónea de que la gota es una enfermedad alimenticia, pero lo cierto es que la dieta puede empeorar la gota, especialmente cuando hay antecedentes genéticos.

El resultado final:

La gota puede aparecer en lugares inusuales.

Preste especial atención a la salud de su corazón y sus riñones.

CAPÍTULO 5

Complicaciones

Las personas que padecen gota pueden contraer enfermedades más graves, como las siguientes:

Gota recurrente

Es posible que algunas personas nunca vuelvan a experimentar signos y síntomas de gota, aunque otras pueden sufrir gota varias veces por año. Los medicamentos pueden ayudar a prevenir los ataques de gota en las personas que tienen gota recurrente pues, de no tratarlos, la gota puede erosionar y destruir una articulación.

Gota avanzada

La gota no tratada puede causar la formación de depósitos de cristales de uratos debajo de la piel en nódulos llamados «tofos». Los tofos pueden aparecer en varias áreas, como los dedos, las manos, los pies, los codos o los tendones de Aquiles. Por lo general, los tofos no son dolorosos, pero pueden inflamarse y tornarse sensibles durante los ataques de gota.

Cálculos renales

Los cristales de uratos pueden acumularse en las vías urinarias de las personas que padecen gota y causar cálculos renales, aunque hay varios productos médicos y naturales que pueden ayudar a reducir el riesgo de tener cálculos renales.

Hipertensión

Los altos niveles de hipertensión están presentes en el 74 por ciento de los pacientes con gota, y eso es preocupante. La dieta podría mejorar tanto la hipertensión como la gota en muchos pacientes.

Sobrepeso
La reducción de peso y ejercicio diario suave, también reduce los niveles de ácido úrico y el riesgo de brotes de gota.

Fibrilación auricular

Los investigadores han descubierto que las personas con gota tienen un mayor riesgo de fibrilación auricular (FA), una enfermedad que se caracteriza por latidos auriculares descoordinados y desorganizados, produciendo un ritmo cardíaco rápido e irregular, una arritmia.

Un estudio reciente analizó una muestra de datos de reclamaciones de atención médica de más de 1.6 millones de personas mayores de 65 años y descubrió que los afectados con gota tenían hasta un 90 por ciento más de probabilidades de ser diagnosticados con FA que aquellos sin gota. El riesgo fue particularmente alto entre los adultos mayores.

La conexión más obvia entre la gota y FA es la inflamación de todo el cuerpo. Las dos condiciones también comparten una serie de factores de riesgo, como la obesidad, la hipertensión y la diabetes.

Ácido úrico

El ácido úrico es otro factor que la FA y la gota tienen en común. La gota ocurre cuando los niveles altos de ácido úrico en la sangre hacen que se formen cristales duros alrededor de las articulaciones, siendo el ácido úrico un marcador para el riesgo cardiovascular y la inflamación, y los niveles elevados se han vinculado de forma independiente a la FA.

Inflamación

¿Podría ser la inflamación el vínculo subyacente? o ¿podría el ácido úrico ser el conductor de esa inflamación? ¿Podrían estar involucrados otros factores? Según Jasvinder Singh, MD, MPH, profesor de medicina y epidemiología de la Universidad de Alabama que fue coautor de un estudio: "Necesitamos investigar todas estas vías para entender esto mejor".

Corazón

Si tiene gota, debe pensar en la salud de su corazón, pues la FA puede aumentar el riesgo de padecer enfermedades graves como coágulos de sangre, insuficiencia cardíaca y accidente cerebrovascular.

Creo que la implicación práctica es que los reumatólogos y los médicos de atención primaria, deben tener una mayor sospecha de arritmias en las personas con gota. La vigilancia es particularmente importante para las personas que tienen otros factores de riesgo, como presión arterial alta o enfermedad de la arteria coronaria.

Una exploración con un electrocardiograma (ECG), un monitor Holter y otras pruebas, serán necesarios. Los mismos medicamentos que tratan la gota podrían cumplir una doble función al reducir el riesgo de FA.

Apnea del sueño

La gota y la apnea obstructiva del sueño (AOS) pueden estar conectadas, y casi el 5 % de las personas con AOS desarrollan gota, en comparación con el 2,6 % de aquellas sin la afección. El menor suministro de oxígeno durante el sueño, como el que se presenta durante la apnea, puede aumentar la producción de ácido úrico en su cuerpo, cuyos niveles elevados están relacionados con la gota. La conclusión, es que hasta el 50 % de los pacientes con apnea del sueño puede sufrir hiperuricemia.

Por lo que sabemos, en EE.UU. hasta el 80 % de los casos de AOS moderada y severa no se diagnostican, lo que supone una situación muy peligrosa ya que, si no se trata, aumenta el riesgo de hipertensión arterial, insuficiencia cardíaca, fibrilación auricular, derrame cerebral y otros problemas cardíacos, además de que ahora existe una relación intensa entre la gota y la artritis.

No se sabe a ciencia cierta por qué la AOS puede aumentar el riesgo de gota, sin embargo, se sabe que un menor suministro de oxígeno durante el sueño, como el que se presenta durante la apnea, puede aumentar la producción de ácido úrico en el cuerpo.

Puesto que los ataques de gota más intensos -que suelen interrumpir el sueño profundo por un dolor intenso y ardor en el dedo gordo del pie- tienen una probabilidad 2,4 veces mayor de presentarse por la noche que durante el día, es probable que exista una relación con la calidad del sueño y el déficit de oxígeno durante él. Por ello, instamos a que se realicen estudios para comprobar la presencia de apnea, en los afectados por la gota, incluso en aquellos que no tienen sobrepeso.

Si bien la gota es una afección que se suele relacionar con la alimentación, pocas personas saben que la apnea del sueño también puede verse influenciada por lo que come. De hecho, los alimentos procesados, que suelen acidificar su sangre, harán respirar con pesadez y pueden provocar una hiperventilación crónica. Esto se debe a que el dióxido de carbono, presente en su sangre, ayuda a regular el pH, mientras que el exceso de oxígeno ocasiona alcalosis.

Puesto que las investigaciones han demostrado que el consumo de fructosa y refrescos endulzados se relaciona intrínsecamente con un mayor riesgo de gota en hombres, sería razonable suprimirlos, al menos, por la noche. Incluso las frutas con un alto contenido de fructosa y los jugos de frutas pueden aumentar el riesgo de dicha enfermedad. Tampoco se aconseja la fructosa refinada.

Reducir peso siempre ayuda a mejorar drásticamente los efectos de la apnea del sueño, pues reduce la presión que se genera tanto en el abdomen como en el pecho y permitirá que los músculos que intervienen en la respiración funcionen con mayor normalidad.

CAPÍTULO 6

La dieta

Aunque una dieta baja en purinas por sí sola no curará de la gota, comer bien y alcanzar un peso saludable disminuirá el riesgo general de padecerla y las complicaciones del síndrome metabólico. El Dr. Beyl dice: "De todas las modalidades que conocemos en términos de dieta, la pérdida de peso ha demostrado ser la más efectiva para ayudar a prevenir los brotes de gota y ayudar a disminuir los números de ácido úrico".

El Dr. Edwards, por su parte, recomienda que los pacientes no se concentren demasiado en una dieta baja en purinas, pues estas dietas terriblemente restrictivas solo desmoralizan a los pacientes. Dice que una dieta de reducción de peso para las personas con sobrepeso es importante y seguir una dieta mediterránea probablemente mejora los niveles de ácido úrico y la salud general.

Hay que centrarse en alimentos que beneficien la salud en general y reduzcan el riesgo de síndrome metabólico: proteínas, vegetales, frutas y nueces, así como plantas medicinales. Se insiste en que los pacientes limiten el consumo de alimentos que aumenten los niveles de ácido úrico, como la carne roja, la cerveza, el licor y el jarabe de maíz con alto contenido de fructosa. Se debe ser cuidadoso, pero no excesivamente restrictivo con su dieta, pues esto ayudará a que los medicamentos sean más efectivos y prevenga las erupciones.

Qué comer para evitar la gota

La elección de alimentos juega un papel importante en el manejo de la gota, la forma más común de artritis inflamatoria en los Estados Unidos.

Vegetales

Una dieta rica en vegetales es importante para una buena salud. Si bien los médicos una vez desaconsejaron las verduras con purinas, incluidos hongos, espárragos y espinacas, para las personas con gota, la investigación publicada en 2012 no muestra una correlación entre la ingesta de estas verduras y el riesgo de gota. Puede ser porque los compuestos beneficiosos en estos alimentos pueden compensar los efectos del contenido de purina, que es mucho menor que en las carnes.

Cerezas

Al menos algunos estudios sugieren que las cerezas pueden ser beneficiosas contra la gota. Un pequeño estudio presentado en la reunión anual de 2010 de la Liga Europea contra el Reumatismo encontró que los pacientes que tomaron una cucharada de jugo de cereza concentrado dos veces al día durante al menos cuatro meses, experimentaron una reducción de más del 50% en los ataques de gota. En un estudio de 2012, las personas que comieron cerezas o usaron extractos de cereza, tuvieron menos ataques de gota en los dos días posteriores a la ingestión de cereza que durante los dos días siguientes a los períodos en que no ingerían cerezas o extracto de cereza. La investigación sugiere que las cerezas pueden ayudar al reducir los niveles de ácido úrico o al trabajar más directamente en la inflamación.
No olvide hervir los rabitos o pedúnculos de las cerezas, pues esta infusión posee efectos aún más intensos que la propia fruta.

Agua

La investigación muestra que beber más agua significa menos brotes de gota. Un estudio de 2009 reveló que con cada vaso de agua consumido en 24 horas antes de un ataque, el riesgo de ataques recurrentes de gota disminuye. Por ejemplo, aquellos que bebieron entre cinco y ocho vasos de agua tuvieron un riesgo 40 por ciento menor de un ataque de gota, en comparación con aquellos que bebieron solo un vaso de agua o menos en las últimas 24 horas. Los autores del estudio no pudieron hacer recomendaciones específicas sobre la cantidad de agua que las personas deben beber, pues depende de sus condiciones médicas subyacentes y niveles de actividad física. Le recomendamos que beba, especialmente, durante las comidas, pues así hidrata los alimentos y el agua, en lugar de ser expulsada mediante el sudor, pasa al torrente sanguíneo y de ahí a los riñones.

Productos lácteos

Los investigadores han descubierto que los productos lácteos bajos en grasa pueden mejorar la excreción de ácido úrico en la orina. En un estudio anterior, aquellos que consumían una porción o más de leche baja en grasa o yogur al día, tenían menos ácido úrico en la sangre que aquellos que se abstuvieron. El alto contenido proteico y el bajo contenido de purina de la leche pueden explicar el efecto protector de los lácteos. No obstante, la leche de vaca nunca es una buena opción para la salud en general, así que deberían cuestionarse estos beneficios.

Café

Dos estudios separados revelan que beber café reduce el riesgo de gota para hombres y mujeres. Los resultados del estudio más amplio, que incluyó a 45.869 hombres mayores de 40 años sin antecedentes de gota, mostraron que el riesgo de gota era 40 por ciento menor para los hombres que bebían de cuatro a cinco tazas al día, y 59 por ciento para los hombres que bebían seis o más tazas al día en comparación con los hombres que nunca bebieron café. En el otro estudio, los investigadores revisaron los cuestionarios de alimentos de 14.000 hombres y mujeres de 20 años o más, y encontraron que mientras más café (regular o descafeinado) bebían los participantes, menores eran sus niveles de ácido úrico. La conclusión es que el efecto diurético del café es bien conocido, pero la modalidad descafeinado no es una buena opción; si toma café no más de cuatro tazas al día y que sea en la modalidad orgánica.

Desencadenantes

Hasta ahora, sabemos con seguridad que uno de los desencadenantes es el exceso de alimentos ricos en alcohol y purinas, especialmente carne rojas y mariscos. En general, la moderación es suficiente, especialmente si recibe un tratamiento eficaz con un medicamento para reducir el ácido úrico.

Dieta saludable

Dieta DASH
Esta dieta es mejor conocida por promover la salud del corazón, pero también puede reducir significativamente los niveles sanguíneos de ácido úrico, un factor clave en el desarrollo de la gota, según un nuevo estudio publicado recientemente en Arthritis & Rheumatology. La dieta DASH, que hace hincapié en frutas y verduras frescas, granos integrales y productos lácteos bajos en grasa, fue desarrollada hace casi 20 años por una colaboración de investigación financiada por el gobierno americano para reducir la presión arterial alta. En el nuevo estudio, los investigadores encontraron que, en algunos casos, DASH también puede reducir los niveles de ácido úrico casi tan bien como lo hacen los medicamentos.

La dieta suele ser el desencadenante de las erupciones, y la carne roja, el alcohol (cerveza y licores) y algunos tipos de mariscos, tienen un alto contenido de purinas, que el cuerpo transforma en ácido úrico. A las personas con gota generalmente se les dice que eviten estos y otros alimentos y bebidas.

No obstante, no hay nada sólido sobre la dieta y la reducción del ácido úrico. La dieta DASH, sin embargo, podría ser una excepción porque es baja en purinas y alta en vitamina C y productos lácteos bajos en grasa, los cuales se han encontrado en estudios que ayudan a reducir el ácido úrico en el cuerpo.

Para averiguarlo, el autor principal del estudio, Stephen Juraschek, MD, de la Escuela de Medicina de la Universidad Johns Hopkins, y sus colegas, analizaron una parte de los datos del ensayo clínico DASH original, que se publicó en 1997. En ese estudio, más de 400 participantes comió la dieta DASH o una dieta estadounidense típica durante tres meses. Durante cada uno de los tres meses, el DASH y las dietas típicas estadounidenses contenían distintos niveles de sodio, que van desde bajo (alrededor de media cucharadita) a alto (1,5 cucharaditas), con el nivel más alto similar al que consumen la mayoría de los estadounidenses en un día.

Los resultados del estudio mostraron que la dieta DASH redujo significativamente la presión arterial alta y mejoró la salud en general. Hoy, DASH se considera el prototipo de una dieta saludable. (En 2016, fue nombrado "mejor plan de dieta" por US News &World Report por sexto año consecutivo).

Posteriormente, el Dr. Juraschek y su equipo observaron un menor número de pacientes que consumieron la dieta DASH o la dieta de control con cantidades variables de sal durante tres meses. Pero en lugar de estudiar la presión arterial, los investigadores analizaron los niveles de ácido úrico.

Los valores normales de ácido úrico en la sangre para hombres y mujeres posmenopáusicas pueden variar de 3,5 a 7,2 miligramos por decilitro (mg / dL); para las mujeres premenopáusicas, los valores son un poco más bajos. Para los pacientes con gota existente, el objetivo es llevar el ácido úrico a un nivel inferior a 6 mg / dL.

Los investigadores encontraron que la dieta DASH llevó a una caída general moderada en el ácido úrico de 0,35 mg / dL, pero la reducción fue más significativa cuando los niveles iniciales estaban más altos. Para los pacientes con los niveles de inicio más altos, superiores a 7 mg / dL, las concentraciones de ácido úrico cayeron hasta 1,3 mg / dL, un efecto a la par, según los investigadores, con los fármacos reductores del ácido úrico.

Contra toda expectativa, un mayor consumo de sodio no aumentó los niveles de ácido úrico, en realidad los disminuyó, especialmente en pacientes con presión arterial alta. Los investigadores dicen que no están seguros de por qué este es el caso, pero otros estudios han mostrado resultados similares.

Aun así, advierten que nadie debe comer más sal en un esfuerzo por reducir el ácido úrico. Por un lado, las reducciones fueron pequeñas, de 0.3 a 0.4 mg / dL. Si quiere consumir sal, utilice sal integral marina.

Pero los investigadores recomiendan la dieta DASH *baja* en sodio para reducir el ácido úrico y la presión arterial alta. Hyon Choi, MD, un destacado experto en gota en el Hospital General de Massachusetts en Boston y coautor del estudio, dice que su grupo ha completado recientemente un análisis de datos del Nurses 'Health Study, que ha seguido a 100.000 enfermeras durante más de 26 años. Según ese análisis, la dieta DASH parece reducir no solo los niveles de ácido úrico, sino también el riesgo de desarrollar gota.

Pero mientras que el Dr. Choi recomienda la dieta, Lawrence Edwards, MD, profesor de medicina en la Universidad de Florida en Gainesville y presidente de Gout&Uric Acid Education Society, no está tan seguro, pues insiste en que la dieta no es suficiente. Por su parte, Jasvinder Singh, MD, profesor de medicina en la Universidad de Alabama, Birmingham, cuya investigación se centra en el análisis de ensayos clínicos reumatológicos, insiste en que existe la evidencia de que una dieta específica puede reducir el urato sérico.

CAPÍTULO 7

Tratamiento convencional

Tratamiento de un ataque agudo de gota

Tome un antiinflamatorio lo antes posible
Póngase hielo y eleve la articulación
Beba muchos líquidos (sin alcohol, ni refrescos dulces)
Relajarse, pues el estrés puede agravar la gota
Pídales a sus amigos y familiares que lo ayuden con las tareas diarias.

A pesar de la aparición repentina y el dolor intenso, los ataques de gota generalmente alcanzan su punto máximo y se resuelven en una semana o 10 días y luego desaparecen por completo. Las primeras 36 horas suelen ser las peores. Sin embargo, es importante que una vez que se tenga un ataque, comience a trabajar con el médico para controlar los niveles de ácido úrico y prevenir futuros ataques de gota.

Medicamentos para tratar un ataque agudo de gota

Medicamentos antiinflamatorios no esteroideos (AINE)

Los AINE se usan con frecuencia para aliviar rápidamente el dolor y la hinchazón de un episodio de gota aguda y pueden acortar el ataque, especialmente si se toman en las primeras 24 horas.

Corticosteroides

Los corticosteroides (como la prednisona) pueden tomarse por vía oral o inyectarse en una articulación inflamada para aliviar el dolor y la hinchazón de un ataque de gota aguda. También se pueden inyectar sistémicamente si el ataque no responde a otros medicamentos o si muchas articulaciones se ven afectadas. La inyección de hormona adrenocorticotrópica (ACTH), una droga sintética que estimula al cuerpo a producir corticosteroides de forma natural, puede ayudar a tratar un ataque de gota. Los corticosteroides y ACTH usualmente comienzan a funcionar dentro de las 24 horas después de comenzar a tomarlos.

Colchicina

La colchicina es un alcaloide extraído de la planta Cólquico (*Colchium autumnale)* que se ha utilizado para tratar la gota durante más de 2.000 años. Ayuda a aliviar el dolor y la hinchazón de los ataques agudos. Los efectos secundarios más comunes de la colchicina son diarrea, náuseas y calambres abdominales, pero pueden ocurrir ataques laterales más severos. Al igual que todos los medicamentos para la gota, se ha demostrado que es más eficaz si se toma con los primeros signos de un ataque de gota.

Reducir los niveles de ácido úrico
Los medicamentos que reducen el ácido úrico tienen la finalidad de prevenir los ataques de gota y evitar que la afección se vuelva crónica. El médico esperará hasta que finalice el ataque de gota más reciente antes de comenzar a tomar estos medicamentos, ya que tomarlos durante un ataque puede empeorarlo o prolongarlo. Tomar estos medicamentos puede ser un desafío ya que, a medida que disminuyen los niveles de ácido úrico, los cristales de las articulaciones pueden cambiar, lo que provoca otro ataque. Sin embargo, cumplir con el plan de tratamiento es la mejor manera de prevenir futuros ataques. El médico puede recetarle un medicamento antiinflamatorio, como una dosis baja pero regular de colchicina o un AINE, junto con uno de los medicamentos a continuación

durante las primeras seis semanas a 12 meses para prevenir ataques.

Alopurinol.
El alopurinol reduce la producción de ácido úrico. A menudo se receta una dosis diaria baja al principio, y la dosis aumenta gradualmente con el tiempo. Los efectos secundarios ocasionales incluyen erupción cutánea y malestar estomacal. Los problemas de estómago generalmente desaparecen a medida que el cuerpo se adapta a la droga. En casos raros, el alopurinol puede causar una reacción alérgica grave.

Febuxostat
El febuxostat puede ser una opción si desarrolla efectos secundarios de alopurinol o tiene enfermedad renal. Al igual que el alopurinol, el febuxostat disminuye la cantidad de ácido úrico que se produce en el cuerpo. También se inicia con una dosis más baja, que puede aumentar si los niveles de ácido úrico permanecen altos. Los efectos secundarios pueden incluir náuseas y dolor en las articulaciones o los músculos.

Probenecid
El Probenecid actúa sobre los riñones para ayudar al cuerpo a eliminar el ácido úrico. El medicamento se toma a diario y puede

combinarse con antibióticos para aumentar la efectividad. Los efectos secundarios comunes incluyen cálculos renales, náuseas, erupción cutánea, malestar estomacal y dolores de cabeza.

Lesinurad

El Lesinurad es un medicamento oral que ayuda al cuerpo a eliminar el ácido úrico. Se usa con un inhibidor de la xantina oxidasa (XOI), como el alopurinol o el febuxostat, para mejorar los efectos en personas cuya gota no está controlada solo por dosis XOI óptimamente administradas. Los efectos secundarios comunes incluyen dolor de cabeza, síntomas de la gripe, aumento de la creatinina en la sangre, enfermedad por reflujo gastroesofágico (ERGE), efectos secundarios relacionados con los riñones y cálculos renales. Lesinurad también puede aumentar el riesgo de eventos cardiovasculares. Los pacientes deben mantenerse bien hidratados para evitar la formación de cálculos renales.

Pegloticase

El Pegloticase se usa cuando los medicamentos estándar no pueden reducir el nivel de ácido úrico, una condición conocida como gota crónica refractaria. Reduce el ácido úrico rápidamente y a niveles más bajos que otros medicamentos.

El medicamento se administra cada dos semanas por infusión intravenosa (IV). Los efectos secundarios pueden incluir reacciones a la infusión, brotes de gota, náuseas, hematomas, dolor de garganta, estreñimiento, dolor en el pecho y vómitos.

CAPÍTULO 8

Tratamiento natural

Actividad física y control del peso

Alcanzar y mantener un peso adecuado es una parte importante de la gestión de la gota. La pérdida de peso no solo ayuda a reducir el ácido úrico en la sangre, sino que también puede disminuir el riesgo de enfermedad cardíaca o accidente cerebrovascular, ambos comunes en personas que tienen gota. Ser físicamente activo es una parte importante del control del peso, pero no lo confunda con hacer deporte. El ejercicio físico es placentero, no hay competición, ni tiene reglas, es individual. Pero comenzar a perder peso o estar activo no siempre es fácil.

Complementos:

Localmente se emplean los aceites esenciales de lavanda y pino, y las compresas de col. También se pueden realizar aplicaciones calientes de paja de avena, flor de heno y patatas.

Dieta

Ante todo, debemos insistir en que cambiar su dieta solo no es suficiente para detener los ataques de gota.

Una vez experimentado el dolor de un ataque de gota, nadie quiere volver a padecerlo y por eso el médico dice que hay que mantener el nivel de ácido úrico sérico (SUA) por debajo de 6 mg / dL. También que hay que cambiar la dieta y tomar medicamentos para disminuir el urato para lograr ese objetivo. Pero, ¿cuánto importa realmente la comida y qué dieta hay que seguir?

El papel de las purinas y el ácido úrico

Demasiado ácido úrico en el cuerpo causa gota. La mayor parte del ácido úrico (aproximadamente dos tercios) es producido por el cuerpo de forma natural. El resto proviene de su dieta, a menudo en forma de purinas. Las purinas son sustancias en los alimentos de origen animal y vegetal que el cuerpo convierte en ácido úrico. Si no se puede eliminar el ácido úrico a través de los riñones, puede acumularse en el torrente sanguíneo y depositarse como cristales en forma de aguja en sus articulaciones. Estos cristales causan la inflamación severa y el intenso dolor de un ataque de gota. Es un mecanismo defensivo que hace daño, pero depositar estos cristales en una articulación es un mal menor.

Las personas que siguen incluso la dieta más estricta de purina baja reducirán sus niveles de ácido úrico en sólo una pequeña cantidad. Larry Edwards, MD, vicepresidente y profesor del departamento de medicina de la Universidad de Florida en Gainesville, dice: "Se puede reducir un poco el ácido úrico, no más de 1 mg / dL, pero eso no va a hacer que la mayoría de las personas que tienen síntomas clínicos de gota dejen de tener ataques y brotes".

Randall N. Beyl, Jr, MD, un reumatólogo en Albertville, Alabama, está de acuerdo y dice: "cuando mis pacientes alcanzan los números SUA de doble dígito, les digo que nadie puede predecir cuándo tendrán un ataque. Incluso con la mejor dieta posible, nunca vamos a controlar la enfermedad sólo con la dieta".

Para una persona que no toma medicamentos contra la gota, una dieta más restringida puede disminuir la cantidad de ataques desencadenados por los alimentos. Las personas que reducen los atracones de cerveza y los crustáceos, posiblemente reduzcan el número de brotes, pero no van a curar su gota. Así que, una vez que han utilizado productos para reducir el urato durante un tiempo y alcanzan el objetivo de <6 mg / dl, las indiscreciones dietéticas no son un problema tan grande. Es más, la dieta restrictiva no será importante una vez que la enfermedad esté controlada farmacológicamente. Desarrollar una estrategia de alimentación para toda la vida que se centre en seguir una dieta saludable para el corazón, debe ser el objetivo para las personas con gota. Esta dieta incluye todos los grupos de alimentos, especialmente vegetales, granos integrales, proteínas vegetales como nueces y legumbres, y productos lácteos de baja producción. Los carbohidratos refinados y los alimentos procesados deben mantenerse al mínimo.

Los siguientes alimentos reducen los niveles de ácido úrico o son buenos para el corazón:

Alimentos integrales
Aceites vegetales (oliva, maíz, girasol)
Todos los vegetales
Algunas frutas (las que son menos dulces)
Suplementos de vitamina C (500 a 1,000 miligramos diarios)
Café
Agua.

Los siguientes alimentos son ricos en purinas o se sabe que desencadenan ataques de gota:

Carne roja y vísceras u órganos (hígado, lengua y mollejas)
Mariscos como camarones y langosta
Bebidas azucaradas
Alcohol excesivo (más de una bebida alcohólica para mujeres y dos para hombres dentro de las 24 horas)

La dieta debe ser vegetariana, disminuyendo los espárragos, las espinacas, las legumbres de vaina, las coles, las setas y los cítricos. Se recomiendan los calabacines, la cebolla, frambuesas, fresas, grosella, manzanas, melón, patatas, pepino, piña y plátano.
La patología se agudiza cuando la procedencia de las proteínas es de origen animal, siendo menos intensa cuando el consumo viene del pescado, de las legumbres o de la soja (todos tan ricos en proteínas como la carne.)
La carne de mamíferos, y en mayor proporción las vísceras, contiene una gran cantidad de purinas, las cuales, entre otros males, elevan la cantidad de ácido úrico en sangre.

Si, además, bebemos vino en las comidas, las materias nitrogenadas del vino se transformarán en nuevas purinas.

Un dato significativo es que la ingestión de abundante agua mitiga sensiblemente los nuevos ataques.

Con la enfermedad, el riñón acumula oxalatos, urea y tofos, que se depositarán en las articulaciones o en el dedo gordo de los pies. Esta cristalización produce unos dolores muy agudos y una limitación muy importante del movimiento.

Por tanto, y para que la dieta sirva al mismo tiempo para bajar de peso y mejorar la enfermedad, lo más eficaz es suprimir las proteínas de origen animal y comer solamente las vegetales, las cuales no generan el mismo incremento de ácido úrico en sangre.

También es conveniente aumentar la ración de carbohidratos complejos, ya que facilitan la excreción del ácido úrico, mientras que las grasas animales lo dificultan. Hay que beber bastante cantidad de agua, entre dos y tres litros diarios, y evitar todo aderezo en las comidas que no sea natural, o sea, vinagre de manzana, limón y especias aromáticas como el romero.

El modo de cocinar es muy importante, ya que, si se ponen los alimentos en agua fría es posible que las purinas pasen al agua, lo que ocurre en mucho menor medida cuando se añaden al agua ya caliente.

Alimentos aconsejados
Yogur, quesos frescos, kéfir, huevos, pan y pastas integrales, judías verdes, zanahorias, acelgas, alcachofas, lechuga, patatas, frutas en general, mantequilla.

Alimentos desaconsejados
Todas las grasas de procedencia animal, la carne de mamífero, incluidas las vísceras y los embutidos, el jamón, el cordero, la caza, los mariscos, los guisantes, las setas y champiñones, las espinacas, los espárragos y cualquier tipo de bebida alcohólica.

Contenido en ácido úrico de algunos alimentos

(Por 100 gramos.)

Arenque: 207 mg

Carne de pavo: 151 mg

Carne de pollo: 155 mg

Salmón: 139 mg

Hígado de ternera: 360 mg

Molleja de ternera: 990 mg

Hígado de vaca: 330 mg

Bacalao: 70 mg

Caldo de ternera: 1.270 mg

Lomo de cerdo: 145 mg

Cerveza: 18 mg

Espinacas: 80 mg

Espárragos: 25 mg

Champiñones: 54 mg

Langosta: 66 mg

Jamón serrano: 139 mg

Lentejas: 66 mg

Sardinas en aceite: 350 mg

Ostras: 87 mg

Ejemplo de una dieta antirreumática

Desayuno

Achicoria con leche, mantequilla vegetal, mermelada con tostadas y un zumo de naranja.

Achicoria, leche de almendras, muesli con frutos secos y mermelada sin azúcar. Zumo de frutas.

Comida

Judías verdes con tomate y cebolla. Trucha con patatas. Postre.

Patatas guisadas con zanahorias y judías verdes. Pescado a la plancha con zumo de limón. Pera o sandía.

Pasta italiana con tomate, queso rallado y nuez moscada. Carne vegetal con judías verdes. Melón o manzana.

Merienda

Infusión de hierbas. Queso fresco con pan.

Infusión de hierbas. Pan tostado con paté vegetal.

Yogur y un bizcocho sin nata o crema.

Cena

Caldo vegetal con zanahorias, cebolla y acelgas. Un huevo con patatas. Una manzana.

Sopa de sémola, un huevo cocido o pasado por agua. Naranja.

Caldo o sopa de pescado. Croquetas o empanadillas con tomate. Fruta.

Alimentos más ricos en magnesio, mineral muy recomendable en las afecciones articulares

Aceitunas verdes: 22 mg (por 100 gramos)

Almendras: 270 mg

Aguacate: 45 mg

Apio: 22 mg

Avellanas: 180 mg

Brécol: 21 mg

Café instantáneo: 450 mg

Cardos: 65 mg

Castañas: 40 mg

Coco rallado: 75 mg

Berza: 57 mg

Dátiles: 68 mg

Harina de maíz: 106 mg

Mantequilla de cacahuete: 170 mg

Melaza de caña: 46 mg

Nueces: 250 mg

Pan de centeno: 42 mg

Pan integral: 75 mg Pasas: 35 mg

Salmón: 30 mg

Pistachos: 150mg

Germen de trigo: 330 mg

Nutrientes importantes:
Hay que beber mucha agua, zumos de apio y pepino. Suplementos de vitamina C y cápsulas de carbón vegetal.
Entre los alimentos más recomendados están:

APIO
Apium graveolens

Composición:
Es rico en minerales como el potasio, magnesio, hierro, azufre, fósforo, manganeso, cobre, aluminio y zinc, además de en vitaminas A, C, E y grupo B. Contiene mucha agua y celulosa, proteínas (1,5 gr), carbohidratos (5 mg.) y grasas (0,2 mg.).

El bulbo contiene, además del aceite etéreo, almidón, azúcares, colina, tirosina, glutamina, asparragina y vitaminas B-1 y B-2.

Propiedades:
Es aperitivo, facilita la digestión, corrige los gases intestinales y muy remineralizante. Ayuda a la formación del esmalte dentario, es muy eficaz como diurético y para eliminar el exceso de ácido úrico. Depurativo, regenerador sanguíneo, antirreumático y ligeramente laxante, ayuda a la neutralización de toxinas y venenos, ejerciendo al mismo tiempo un efecto estimulante sobre las glándulas suprarrenal y genitales, por lo que se le considera un eficaz afrodisíaco, especialmente en varones.
También mejora las enfermedades hepáticas, combate las infecciones, favorece el crecimiento de los niños y controla las fiebres intermitentes. Otros efectos no menos importantes son el tonificar el sistema nervioso agotado, actuar como antiestrés, ayudar a la eliminación de cálculos renales, mejorar la memoria y en uso externo comportarse como un cicatrizante.
No pierde sus propiedades curativas cuando se le cuece.

Receta básica:

Se pueden comer crudos en ensalada, en zumo exprimiéndolos o cocidos para sopas o guarnición. En cualquier caso, es conveniente quitarles algo de fibra de sus tallos. El hervido dura aproximadamente media hora.

Además de mezclarlos en ensalada, tanto los tallos como las hojas, se pueden poner a cocer y una vez tiernos se les echa en una cazuela con mantequilla derretida, se les espolvorea con harina y se añade un poco de agua caliente, sal, pimienta y nuez moscada, dejándolo cocer durante quince minutos. Dos yemas de huevo y algo de nata montada completarán un plato saludable de apio.

El zumo de apio constituye una manera extraordinaria para aprovechar sus cualidades medicinales y para ello basta someterlo a la trituración de una licuadora. Hay que recordar que, aunque los tallos tengan más jugo que las hojas, las propiedades curativas están en estas. Se puede mezclar con zanahoria, limón y algo de manzana.

PEPINO
Cucumis sativus

Composición:
Vitaminas A, B y C, fósforo, calcio, azufre y sodio.
Tiene un 98% de agua, 1% de proteínas, 2% de carbohidratos y nada de grasa.

Propiedades:

Se le reconocen propiedades importantes en tratamientos externos de la piel. Internamente induce al sueño, es refrescante, diurético suave y su contenido en azufre le hace adecuado para tratar internamente la mayoría de los problemas de piel, especialmente a causa de la grasa. Disuelve los cálculos renales, elimina el ácido úrico y mejora las afecciones reumáticas.

Neutraliza la acidez de estómago, mejora las úlceras duodenales, alcaliniza la orina y la sangre y es un laxante suave pero eficaz. Estimula de manera poderosa las glándulas suprarrenales y prolongan la juventud.

Externamente son populares las mascarillas de rodajas de pepino, ya que suavizan la piel y la hidratan profundamente. También se puede emplear el jugo fresco mezclado con agua de rosas. Mezclado su jugo con aceite de oliva, zumo de limón y de zanahoria, ejerce un efecto rejuvenecedor de la sangre muy intenso, aliviando también la tensión nerviosa y renovando las células atrofiadas.

Está contraindicado en casos de prostatitis.

Otros usos:

Calma las insolaciones, disminuye la acidez de estómago, mejora las úlceras gástricas y alivia los dolores de la artrosis y la gota. El jugo baja la fiebre, refresca la piel quemada, reduce la hinchazón de los ojos y las semillas eliminan la tenia o solitaria.

Receta básica:
Es prudente colocarlos el día antes en una servilleta, previamente cortados en rodajas y sazonados, aplastándolos con una madera para que expulsen el agua. Al día siguiente se ponen en una ensaladera, se rocían de aceite, sal, estragón y pimienta, dejándolos macerar durante tres horas. Después se le puede añadir una salsa vinagreta con algo de mantequilla batida y ponerlos media hora en frigorífico para servirlos bien fríos.
El clásico gazpacho se hace así: se cortan y trituran los pimientos, los tomates y el pepino. Se añade la miga de pan y se deja dos horas en el frigorífico. Se machacan cominos, ajos y vinagre y se mezclan con lo anterior. Se sirve frío con una guarnición de pimiento, tomate, pepino, cebolla y pan cortado todo a trocitos.

CAPÍTULO 9

Oligoterapia

SELENIO

Con un nombre sacado de la mitología griega relativo a la diosa Selene que representa a La Luna, el Selenio no fue considerado como un elemento importante para el ser humano hasta el 1959, año en que el doctor Schwartst lo aisló como un nutriente esencial y algunos años después incluso la misma OMS recomendó estudiar su relación con las enfermedades cardiacas. Al margen de esto su gran interés ha estado centrado no en la salud sino como conductor de la electricidad, especialmente cuando se le somete a la luz, lo que dio lugar a su aplicación en las máquinas de xerocopias.

De apariencia grisácea, con un peso atómico de 78,96, una densidad relativa de 4,81 y un punto de fusión de sólo 217°, es un elemento esencial para las células fotoeléctricas.

Pero las primeras experiencias con este mineral fueron muy confusas, ya que aparecían más datos sobre intoxicaciones que sobre sus posibles utilidades terapéuticas. La facilidad con la que las plantas lo absorben del suelo ha dado lugar a numerosos problemas tóxicos, especialmente en animales rumiantes. Su gran capacidad para ser absorbido - llega a un 80% - junto a su lenta eliminación, provoca no pocas intoxicaciones si se ingiere sin control médico.

Normalmente tenemos unos 12 mcg en sangre por cada 100 ml. concentrándose preferentemente en los testículos, los riñones, el hígado y los músculos.

Funciones orgánicas

Las primeras experiencias se hicieron con animales y se vio, como dato más concluyente, que prolongaba sensiblemente la vida, más que nada debido a su acción antioxidante y su propiedad para prevenir las enfermedades coronarias. El único requisito imprescindible para que el selenio tuviera estas propiedades era que se administrara en forma natural, procedente de la tierra y que se empleara durante bastantes años. Su carencia, por el contrario, provocaba un envejecimiento precoz, llegando a encontrarse diferencias entre los animales de experimentación de hasta un 25% más de longevidad en los que tomaban suplementos.

Pero las investigaciones sobre sus funciones aún no estaban claras hasta que se descubrió un dato importante: la vitamina E para poder ejercer sus funciones como antioxidante necesitaba la presencia del selenio; la sinergia era un hecho ya comprobado. La acción conjunta de ambos nutrientes conseguía detener la acción nociva de los radicales libres, los cuales eran capaces de producir reacciones en cadena mortales. Unidos a los constituyentes grasos de las células se multiplican y obtienen una fuerza extra, la cual es detenida por los antioxidantes, entre los cuales está la vitamina E.

El modo en que ambas sustancias actúan sinérgicamente se cree está concentrado en una enzima específica denominada peroxidasa glutationa, la cual acelera las reacciones corporales, siempre y cuando esté protegida por la vitamina E.

El selenio es un antioxidante que protege a la vitamina E de la degradación. Ayuda construir el sistema inmunológico destruyendo a los radicales libres, y ayuda en la producción de anticuerpos. El selenio se almacena en el hígado, riñones, y músculos. Concentraciones bajas de selenio predisponen al cáncer. Selenio fortifica las células energéticas del corazón, asegurándole suficiente oxígeno.

Ayuda a eliminar el arsénico y el plomo, mercurio y cadmio. Se une al glutatión peroxidasa para proteger los tejidos de los efectos de la oxidación.

Las funciones más demostradas son éstas:
• Es un potente y eficaz antioxidante.
• Mantiene en buen estado las funciones hepáticas, cardiacas y reproductoras.
• Colabora en la elasticidad cutánea y tendinosa, así como en el buen estado de las articulaciones.
• Es necesario en la síntesis de las prostaglandinas, la formación del semen, la formación de la coenzima Q y las defensas orgánicas inespecíficas.
• Por su acción antioxidante previene del cáncer, el envejecimiento prematuro, las alteraciones de la piel y el cabello, la diabetes, así como la falta de vigor muscular.

El selenio es mucho más efectivo en unión a las vitaminas A, E y C, todos potentes antioxidantes. Existen, sin embargo, algunas formas tóxicas de selenio en el mercado, como el selenito sódico, que no es recomendable tomar de manera continuada y es mejor utilizar la mezcla selenio-metionina o levadura de cerveza cultivada en selenio.
Las necesidades diarias oscilan entre 0,05 a 0,15 mg

Aplicaciones ortomoleculares

• Envejecimiento prematuro, en unión a las vitaminas A, C y E.
• Enfermedades articulares, unido al cobre.
• Enfermedades cardiovasculares, asociado a la vitamina E.
• Distrofias musculares progresivas o traumáticas, asociado a la vitamina E.
• Arteriosclerosis, hipertensión arterial o riesgo de ateromas.
• Caída de cabello, junto a vitamina B, cinc y silicio.
• Cirrosis hepáticas,
• Como preventivo del cáncer o en una fase precoz.
• Infecciones frecuentes o graves, unido a las vitaminas A y C. Síndrome de inmunodeficiencia.
• Prostatitis y adenoma de próstata, unido al cinc.
• Dermatitis o tumores de piel.
• Enfermedades que cursan con procesos inflamatorios.
• Infertilidad masculina en unión al cinc.
• Intoxicaciones por metales pesados.
• Poca elasticidad de músculos y tendones.
• Como preventivo de la muerte súbita infantil.

- Cataratas incipientes.
- Fibrosis cística
- Épocas de fuerte entrenamiento deportivo.
- Como corrector de los efectos secundarios de los rayos X y las radiaciones ultravioletas.
- Intoxicaciones medicamentosas, alcohólicas o por drogas.
- Para prevenir las intoxicaciones por prótesis dentarias metálicas.

Toxicidad

Ya hemos dicho que el selenio en sí es un mineral sumamente tóxico, pero que si tenemos carencia de él los daños también son graves. Lo mejor es tomarlo en los alimentos naturales que sean ricos en él y si no es posible podemos recurrir a los preparados dietéticos.

La dosis diaria debe ser de 25 mcg en los lactantes, 100 mcg en los niños y 150 mcg en los adultos. Dado que los preparados dietéticos nunca sobrepasan los 10 mcg por dosis no existe peligro con ellos de sobredosis.

La sobredosis se puede detectar por el fuerte olor a ajo en el aliento y el sudor, caída del pelo, uñas quebradizas, enfermedades hepáticas y sarpullidos en la piel. Hay que tener especial cuidado con los productos industriales que contienen selenio, como son las fotocopiadoras, las células fotoeléctricas, algunas pinturas y ciertos tipos de cemento. También son frecuentes los champús y lociones a base de selenio que se recomiendan contra la caspa, los cuales pueden llegar a ser tóxicos si se emplean de manera continuada ya que la piel absorbe bastante bien el metal.

Una pigmentación rojiza de la piel, anorexia, mal gusto en la boca, pérdida de sensibilidad en las manos y encías frágiles, pueden ser síntomas de exceso de selenio.

CROMO

Funciones corporales

Hay un dato sobre el cromo muy significativo: la cantidad presente en el organismo decrece con la edad y en esa época comienzan las enfermedades degenerativas. Por ello, las funciones del cromo estarán siempre ligadas a órganos que influyen en el envejecimiento.

Es un regulador de la cantidad de lípidos en sangre, actuando como coenzima en el metabolismo de las grasas, favoreciendo el paso de éstas a través de la pared vascular e impidiendo la formación de ateromas.

Favorece la utilización de las grasas como materia energética.

Su papel como coenzima es esencial en el metabolismo de la glucosa, movilizando sus reservas cuando las cantidades de azúcar sobrepasan los niveles óptimos.

Es un factor esencial en la producción de energía.

Forma parte del denominado Factor de Tolerancia a la Glucosa, un elemento rico en cromo que promueve la adecuada utilización de la glucosa orgánica.

Colabora en las funciones de la insulina y facilita el transporte de la glucosa al interior de las células, estimulando la conversión de glucosa en glucógeno hepático.

Regula el metabolismo de todas las grasas, incluido los triglicéridos, las lipoproteínas de alta densidad y el colesterol.

Estimula el transporte de los aminoácidos y favorece, por tanto, el crecimiento de los niños.

Mejora la resistencia inespecífica contra las enfermedades y ayuda al buen funcionamiento de las funciones cerebrales.

Controla el exceso de peso al actuar sobre el centro del apetito.

Enfermedades carenciales

Aunque difícil de demostrar, nos podemos encontrar con pérdida de peso y energía, neuropatía periférica e intolerancia a la glucosa.

En carencias crónicas aparece diabetes, arteriosclerosis y elevación de la tasa de triglicéridos y colesterol en sangre.

Aplicaciones ortomoleculares

Lo podemos emplear con cierta eficacia en:
Diabetes.
Obesidad y celulitis.
Arteriosclerosis y problemas circulatorios en general.
Mal aprovechamiento de los aminoácidos.
Trombosis y formación de placas de ateroma.
Alteraciones nerviosas y del carácter como nerviosismo, irritabilidad, confusión, mala memoria.
Depresión.
Catarata incipiente.
Poca producción de esperma.
Para mejorar la síntesis de las proteínas.
Envejecimiento prematuro.
Disfunciones hepáticas y pancreáticas crónicas.
Estimula las enzimas involucradas en el metabolismo de la glucosa, y mejora la efectividad de la insulina en su relación con la glucosa.
Ayuda y estimular la síntesis de ácidos grasos y colesterol en el hígado.

COBRE

Funciones corporales

• Interviene junto al hierro en la síntesis de la hemoglobina, siendo imprescindible para la absorción, metabolización y disponibilidad de este mineral.

• Interviene en el desarrollo y mantenimiento de los huesos.

• Imprescindible en la formación de la melanina a través de su acción en el metabolismo del aminoácido tirosina.

• Necesario para la coordinación muscular y la fuerza motriz.

• Interviene en el metabolismo de las proteínas y la producción del RNA.

• Protege a la vaina de mielina ayudando al metabolismo de los fosfolípidos.

• Estimula el crecimiento sano del cabello y su pigmentación.

• Es un potente antiinflamatorio y estimula la producción de corticoides orgánicos.

• Favorece la formación de anticuerpos y antitoxinas en sinergia con la vitamina C.

• Refuerza el sistema inmunitario a través de su acción sobre los leucocitos.

• Aumenta la resistencia de las articulaciones y el tejido cartilaginoso a las inflamaciones.

• Es co-factor de numerosos enzimas, entre ellos algunos que impiden la acción de los radicales libres, teniendo así una función antioxidante indirecta.

• Favorece la respiración celular.

• Incrementa la producción de hormonas suprarrenales y tiroideas.

• Controla el exceso de colesterol y evita la excesiva coagulación sanguínea.

• Ayuda en la formación de huesos, conversión del hierro en hemoglobina, y trabaja con el cinc y la vitamina C en la producción de elastina.

• Es necesario para la producción de ARN, los fosfolípidos, el metabolismo de las proteínas y del adenosintrifosfato (ATP).

• Necesario para la absorción y utilización del hierro.

• Ayuda a evitar la oxidación de la vitamina C y con ella forma la elastina, el componente principal de las fibras musculares.

• Ayuda a la formación de las células sanguíneas.

Enfermedades carenciales

Hay anemia ferropénica que no responde al hierro y es difícil de diferenciar.
Cabello ensortijado y en puntas duras, como de acero.
Alteraciones óseas similares al escorbuto.

Lesiones en las arterias y en la pared venosa que se vuelve frágil y visible exteriormente.
Cifras altas de colesterol que no responden a la dieta.
Afecciones cardiacas.
Pérdida del sentido del gusto.
Diarreas graves en los bebés.
Retraso en el crecimiento.
Pobre resistencia a las infecciones, especialmente víricas.
Falta de pigmentación de pelo y piel.
Mala síntesis de las proteínas.
Afecciones del sistema nervioso, especialmente degenerativas.
Edemas.
Lenta cicatrización de las heridas.
Afecciones hepáticas e intoxicaciones frecuentes.

Aplicaciones ortomoleculares

En presencia de gripe si se administra prematuramente se corta la enfermedad en 48 horas.
Alta velocidad de sedimentación.
Infecciones en general o baja resistencia. También como preventivo en los meses invernales.
Procesos reumáticos inflamatorios.
Enfermedades de los cartílagos o tendones.

Dado que se absorbe a través de la piel sudada, es útil utilizar pulseras de cobre para combatir enfermedades reumáticas crónicas.

Calvicie prematura, canas.

Vitíligo, psoriasis y piel pálida.

Disfunciones glandulares del tiroides y suprarrenales.

Infecciones de cualquier tipo. Permite acortar la enfermedad y reducir la dosis de antibióticos.

Leucemia y estados cancerosos.

Osteoporosis, artrosis cervical.

Quemaduras y úlceras por decúbito.

Formación del colágeno.

Aumento del colesterol LDL y disminución del HDL.

Es decisivo en el metabolismo del hierro; juega un papel en la formación del tejido conectivo de músculo y vasos sanguíneos, y la síntesis de las proteínas.

Intoxicación por cobre

El hecho de que las cañerías del agua estén construidas a partir de cobre (peor es aún que sean de plomo), puede implicar a la larga cierta intoxicación por cobre si están estropeadas. De igual manera, las enfermedades profesionales por cobre no son raras en trabajadores del metal o fábricas de pintura. No obstante, y solamente con tomar suplementos de vitamina C o cinc se pueden evitar las acumulaciones excesivas de este mineral en riñón, hígado y cerebro.

La intoxicación aguda por ingerir más de 15 mg se manifiesta con náuseas, vómitos, dolor abdominal, diarreas y alteraciones mentales que pueden llegar hasta la muerte. La causa es una anemia hemolítica grave, acidosis metabólica y pancreatitis necrosante. El tratamiento incluye lavado gástrico y dosis altas de penicilamina.

Los casos crónicos, más difíciles de detectar, incluyen siempre una anemia hemolítica que no responde a los tratamientos normales y hepatitis crónica con cirrosis y edemas. Aunque un análisis de sangre puede indicar niveles bajos de cobre, la causa está en que se acumula en otras zonas corporales, entre ellas el cristalino y el hígado. Hay también temblores, rigidez de los músculos esqueléticos y alteraciones de la personalidad, además de disfunción renal. El tratamiento es exclusivamente médico, ya que una dieta pobre en cobre no resuelve la enfermedad. El empleo de suplementos de cinc está siendo investigado satisfactoriamente por su efecto antagonista del cobre y se recomienda muy especialmente no utilizar ningún utensilio culinario que contenga cobre, ni siquiera en la pintura.

CAPÍTULO 10

Plantas medicinales

Los remedios naturales suelen dar en los casos sencillos un resultado extraordinario, aunque se impone la continuidad.

BARDANA
Arctium lappa

Composición:
Tiene polienos, ácidos alcoholes, taninos e inulina, además de un principio antibiótico eficaz contra el estafilococo dorado en la raíz. Las hojas, artiopicrina, calcio y magnesio.

Usos medicinales:
Antidiabética, depurativa y antibiótica. Es uno de los mejores depurativos que existen, pudiéndose emplear indistintamente por vía oral o tópica con el mismo éxito. Es eficaz, por tanto, en el acné, dermatosis, vitíligo, psoriasis, caída del cabello y como antibiótica en la mayoría de las infecciones, aunque de manera especial en amigdalitis y

sarampión. Tiene igualmente propiedades insuperables contra la gota, la eliminación del ácido úrico y la diabetes. Se le atribuyen propiedades antitumorales dignas de ser tenidas en cuenta. Produce un aumento benéfico de la sudación y es eficaz en las enfermedades febriles. Externamente es el tratamiento de elección en las dermatosis, forúnculos, ántrax, alopecia, caspa, hongos, infecciones vaginales y lavado de heridas infectadas.

Otros usos:
Su sinergia se encuentra con la Fumaria en los tratamientos depurativos y con la Equinácea en las heridas y las enfermedades infecciosas.
La raíz cocida es comestible y nutritiva.
Toxicidad:
No tiene, aunque hay que tener en cuenta su efecto hipoglucemiante.

HARPAGOFITO (Garra del diablo)
Harpagophytum procumbens

Partes utilizadas:
Yemas y raíces
Composición:
Procúmbico, harpagoquinona, harpagósido, harpágido, flavonoides, esteroles, estaquiosa y ácidos triterpénicos.

Usos medicinales:

Antiinflamatorio. Es el remedio natural más empleado en las afecciones reumáticas, superando en la mayoría de los casos a los compuestos químicos. Su ausencia de efectos secundarios y el hecho de que la curación llegue por la regeneración y no por el efecto analgésico, le hacen ser un antirreumático de primer orden. Tiene efectos analgésicos moderados y es eficaz en artrosis, artritis reumatoide y gota. No solamente se tolera bien a nivel gástrico, sino que ejerce un efecto favorable en las afecciones gastrointestinales.

Otros usos:
Mejora las neuralgias, la prostatitis, el adenoma de próstata y el exceso de colesterol. También en litiasis renal.

Toxicidad:
Aunque no tiene toxicidad no administrar en el embarazo.

ORTIGA VERDE (ortiga mayor)
Urtica dioica

Partes utilizadas:
Se emplean las hojas.

Composición:
Clorofila, ácidos fórmico, acético, minerales, vitaminas y oligoelementos.

Usos medicinales:

Remineralizante, diurética y antirreumática. Baja el ácido úrico, elimina los cálculos renales, es eficaz en diabetes y edemas, mejora la función biliar, las diarreas y las úlceras gastroduodenales. Mezclada con el extracto de avena (diez gotas de cada, debajo de la lengua) posee importantes efectos afrodisíacos, restaurando los niveles de testosterona y la función de la próstata.

Otros usos:
Externamente se emplea para robustecer el cabello, eliminar la caspa, para lavados vaginales y bucales, así como en las dermatitis seborreicas.

Toxicidad:
La sustancia urticante está dentro de los pequeños pelos de las hojas, los cuales rompemos al tocarlas y así el veneno se disemina en la piel. No obstante, basta un ligero escaldado en agua caliente para que pierdan ese poder y así las podamos tocar ya libremente e incluso comer. Para recolectarlas bastan simplemente unas tijeras y unos guantes de fieltro gruesos.

RABOS DE CEREZA

Los Rabos de Cereza o pedúnculos, son un remedio eficaz para combatir la retención de líquidos y aliviar la sensación de "piernas pesadas" que se suele producir en épocas de calor. Su acción diurética segura y sin efectos secundarios, lo convierte en un importante aliado durante las dietas para adelgazar, así como para mejorar la celulitis y favorecer la eliminación del ácido úrico.

Posee propiedades medicinales gracias a los flavonoides y el potasio que contiene. Estos componentes favorecen el drenaje y la eliminación de líquidos.

Estimula las funciones renales y ayuda a "limpiar" el organismo de toxinas desde el interior.

El fruto, es una gran fuente de vitamina C que también ayudará a reducir los niveles de ácido úrico en sangre. Siguiendo una dieta equilibrada, 20 cerezas crudas por día pueden hacer maravillas y reducir notablemente los síntomas de la gota. También se puedes beber zumo de cerezas casero.

ACHICORIA
Cichorium intybus

Se la conoce también como Chicoria o Hierba de café

La **endibia** y **la escarola**, aunque más sabrosas por ser menos amargas, pierden la mayor parte de los nutrientes y sus cualidades al privárselas parcialmente de la luz solar.

Partes utilizadas:

Se emplean las hojas y las raíces.

Composición:
Inulina y ácido isoclorogénico en la raíz.
Ácido chicorésico en las hojas.
Hierro, potasio y lactonas sesquiterpénicas en el tallo.

Usos medicinales:
Muy eficaz en las afecciones biliares, las dispepsias, la falta de apetito y el estreñimiento. Mejora la hipertensión y la falta de orina, siendo eficaz en la gota y la artritis. La raíz tiene efecto antibiótico, es energizante y ayuda a expulsar parásitos intestinales. Favorece la circulación y elimina los depósitos grasos en ellas, bajando la tensión en los hipertensos y mitigando las taquicardias.
También se recomienda contra las orquitis (inflamación de los testículos), la diabetes y para eliminar líquidos.

Otros usos:
Con las raíces tostadas se prepara un sucedáneo del café muy aromático y mucho más saludable, aunque injustamente despreciado por los consumidores. Con la denominación "sucedáneo del café" se logra solamente rebajarle de su valor alimentario, cuando en realidad es un producto superior, aunque cueste más barato. Sus hojas

tiernas se pueden comer en ensaladas, lográndose mejores efectos terapéuticos que con la infusión.

Toxicidad:
No tiene toxicidad.

ÁLAMO NEGRO
Populus nigra

También conocido como *Chopo negro*

Recolección:
Las cápsulas maduran a principios de junio, liberando semillas verdosas y blancas.

Partes utilizadas:

Se emplean las yemas cuando aún están cerradas.
Composición:
Salicina, taninos, aceite esencial y populina.

Usos medicinales:
Elimina la fiebre, aumenta la sudación, tiene efecto diurético, es útil para eliminar el exceso de ácido úrico, en enfermedades febriles, especialmente del aparato respiratorio. Infecciones de vías urinarias, litiasis renal, bronquitis y asma.
Estados en los que se requiera un aumento de la diuresis: afecciones genitourinarias (cistitis, ureteritis, uretritis, pielonefritis, oliguria, urolitiasis), hiperazotemia, hiperuricemia, gota,

hipertensión arterial, edemas, sobrepeso acompañado de retención de líquidos.

También en faringitis, bronquitis, enfisema y asma.

En uso tópico se recomienda para heridas, hemorroides, quemaduras y dolores reumáticos.

Otros usos:
Con la corteza se puede preparar un buen carbón medicinal que emplearemos para diarreas, intoxicaciones, gases y gastritis.
Toxicidad:

No tiene toxicidad alguna.

ABEDUL (Arraclán)
Betula pendula

Se le conoce también como *Álamo blanco y Árbol de la sabiduría.*

Partes utilizadas:
Se emplean las hojas y las yemas
Composición:
Corteza: betulina, taninos y un heterósido.
Hojas: hiperósido, miricitrina, flavonoides, resinas y un ácido esencial con betulinol.
Savia: azúcar, minerales, proteínas, ácido tartárico y proteínas.

Usos medicinales:

La corteza del abedul es diurética y laxante. Sus hojas son diuréticas, astringentes y coleréticas. Se emplea en cistitis, pielonefritis, litiasis renal, oliguria.

También en reumatismos en general, gota, edemas en pantorrillas y obesidad. Mejora las afecciones biliares y baja levemente la fiebre. Elimina eficazmente el ácido úrico, disuelve las arenillas renales, es depurativa, estimulante estomacal y ligeramente laxante.

La parte interna de la corteza, amarga y astringente tiene propiedades antipiréticas y se ha utilizado en fiebres intermitentes.

El aceite es adecuado para el tratamiento de la piel, especialmente el eccema y la psoriasis

En uso externo las hojas de Abedul se emplean para lavar la piel en caso de erupciones, granos, llagas o heridas y en forma de cataplasma contra forúnculos.

También se emplea con frecuencia contra la caída del cabello y con sus ramas se golpean la piel las personas que acuden a depurarse a la sauna.

Toxicidad:
No se le ha encontrado toxicidad alguna.

Otros usos:
Las hojas frescas se pueden comer en ensaladas y la savia mezclada con levadura nos proporciona un saludable vino. Con sus

ramas podemos hacer cestas, escobas, cepillos, cubrimientos para tejados y cuerdas y con la elaboración de su aceite protegeremos el cuero.

DIENTE DE LEÓN
Taraxacum officinale

Partes utilizadas:
En infusión se emplean las hojas.

Composición:
Hojas: flavonoides, vitaminas y cumarinas.
Raíces: inulina, resina y amargos.

Usos medicinales:
Colagogo y colerético, digestivo, depurativo. Las hojas tiernas y jóvenes son un exquisito plato como ensalada, además de muy nutritivo. El único requisito es lavarlas bien para quitarles ligeramente su amargor.
En medicina natural se emplea preferentemente como colagoga y colerética, además de utilizarse en todas las hepatopatías, siendo uno de los mejores remedios que existen para estas patologías. Disuelve y elimina los cálculos biliares y es un excelente e inocuo diurético. Se puede emplear también en arteriosclerosis, estreñimiento, obesidad, reumatismo y gota, así como en las enfermedades de piel. No se debe confundir

con la Cerraja y el Cerrajón, ambas de la misma familia, aunque éstas últimas son más adecuadas para el ganado.

Otros usos:
Con sus raíces tostadas se prepara en muchos lugares de Iberoamérica un sucedáneo del café mucho más saludable y barato. En épocas de penuria económica algunos pueblos han podido sobrevivir comiendo solamente ésta planta en su totalidad. La savia del látex aplicada directamente elimina las verrugas.

Toxicidad:
No tiene toxicidad.

ARENARIA
Spergularia rubra

Partes utilizadas:
Se emplean las hojas.
Composición:
Sales minerales, flavonoides, y saponinas.

Usos medicinales:
Como diurética disuelve y elimina los cálculos renales. Es diurética, antiséptica y sedante de las vías urinarias. Ligeramente hipotensora, elimina el ácido úrico y alivia el reumatismo. Tiene sinergia con el Rompepiedras en la litiasis renal. Aunque

presenta similitud con el Rompepiedras, la Arenaria es más eficaz en edemas, cistitis, gota y oligurias.

Otros usos:
Cistitis.

Toxicidad: No tiene.

CAPITULO 10

Otros remedios

MEJILLÓN DE LABIO VERDE

Este producto está elaborado a partir del extracto de un molusco denominado Mejillón de labio verde o Perna canalículus, el cual vive en forma salvaje en aguas limpias de Nueva Zelanda. Durante muchos siglos ha sido base esencial en la alimentación de los nativos maoríes, una raza autóctona de la región, ya que su gran riqueza en proteínas y su fácil recolección le hace un alimento extraordinario.

Pero junto a sus propiedades nutritivas se descubrieron otras virtudes incluso más importantes, especialmente su efecto antiinflamatorio. El investigador oceanógrafo John E. Croft escribió un libro dedicado enteramente a divulgar las propiedades curativas y nutritivas de este insólito molusco, y unos laboratorios se hicieron eco de sus investigaciones, comercializándolo en forma de cápsulas.

Su gran difusión mundial (no hay que olvidar que junto a su efecto antiinflamatorio se le une una buena tolerancia gástrica), ha motivado que en la actualidad se cultive masivamente en granjas marinas especiales, libres de contaminación, en donde no solamente se estimula adecuadamente su crecimiento, sino que se le recolecta cuando ha alcanzado la madurez necesaria.

La parte activa del Perna Canalículus son sus gónadas, las cuales se separan del resto de la carne y se elabora un extracto siguiendo una técnica aún no divulgada, con el fin de que conserve todas sus buenas propiedades.

El extracto de Mejillón de Labio Verde es uno de los mejores antiinflamatorios disponibles, rivalizando incluso con la raíz del Harpagofito.

Composición

Básicamente es un alimento proteico (hay un 60% del peso total en proteínas) y su desglose en aminoácidos en el siguiente:

Tirosina: 1,5%
Metionina: 1,1%
Fenilalanina: 1,8%
Cisteína: 3,1%

Valina: 1,9%
Glicina: 4,2%
Isoleucina: 1,8%
Treonina: 2,3%
Ácido glutámico: 6,4%
Lisina: 3,2%
Ácido aspártico: 4,9%
Arginina: 3,5%
Histidina: 0,8%
Alanina: 2,4%
Serina: 2,0%
Prolina: 2,2%

También:

Hierro: 0,030%
Cobre: 0,0009%
Selenio: 0,00002%
Magnesio: 0,34%
Calcio: 0,52%
Sodio: 2,33%

Todos ellos, como sabemos, de acción beneficiosa en las enfermedades articulares.

Aplicaciones

Como antiinflamatorio y regenerador articular se puede emplear en artritis, artrosis y dolencias reumáticas. No tiene efecto analgésico, por lo que de notar mejoría se deberá a su efecto curativo, aunque éste no tiene por qué forzosamente manifestarse en las primeras tomas.

ZUMO DE LIMÓN
Citrus limonum

Composición:
Un limón puede aportar 35 calorías/100 gr, un 89% de agua, 7% de carbohidratos, 0,5% de grasas, 0,7% de proteínas, calcio, cloro, hierro, yodo, cobre, fósforo, magnesio, potasio y zinc, además de vitaminas C y B. También se encuentran ácidos málico, cítrico y fórmico, inositol y cumarinas, así como limoneno, citral, pineno, canfeno, citrofenal, acetato de geranilo, alcanfor de limón y otros.

Acciones medicinales:
Tiene interesantes propiedades como bactericida, regulador de la acidez estomacal, hipotensor, tónico cardiaco, astringente y hemostático. Antidiarreico, amigdalitis, mejora la memoria, combate la obesidad, mejora la fragilidad capilar, es antiarrugas.

Externamente blanquea los dientes, cura las aftas bucales, evita las amigdalitis por su acción bactericida local, quita la grasa cutánea, alivia las mordeduras de animales y las picaduras de insectos, así como tiene un fuerte poder desinfectante local para tratar heridas y conjuntivitis bacterianas. Internamente, y mezclado con aceite de oliva, es un buen colagogo, elimina la acidez de estómago por su efecto generador de álcalis, mejora la absorción del hierro y calcio, refuerza los capilares, combate el envejecimiento prematuro y la astenia, previene la gripe y las enfermedades infecciosas invernales, combate la malaria y la hiperviscosidad sanguínea, así como las enfermedades pulmonares crónicas.

Otros usos:
La esencia se extrae de la corteza del fruto, aunque con las flores se obtiene otra aún más cotizada en perfumería. La corteza también se emplea mucho en pastelería. Para extraer un kilo de esencia se hacen necesarios 3.000 limones y para ello se utilizan los frutos aún verdes.
Esta fruta (y más precisamente su zumo) tiene diferentes compuestos naturales con la capacidad de ayudar a reducir el ácido úrico en sangre y aliviar la hinchazón. Esto se debe a su aporte de ácido cítrico.

Si te resulta muy fuerte su sabor, disuelve el zumo en un vaso con agua. Bébelo tres veces a la semana, en ayunas.

VINAGRE DE MANZANA

El vinagre de manzana es uno de los grandes aliados para nuestra salud por sus múltiples propiedades.

Entre ellas, tiene la capacidad de equilibrar el pH de nuestro organismo, para que esté más alcalino y menos ácido, pues si ingestión genera carbonatos.

Si bien no se han hecho investigaciones que demuestren la efectividad del vinagre, muchos pacientes con gota lo han probado con excelentes resultados.

Se puede mezclar en las ensaladas o bien diluir una cucharada en un vaso de agua, y beberlo en ayunas a diario.

Otros efectos

Mejora la sensibilidad a la insulina durante una comida rica en carbohidratos en un 19–34% y reduce significativamente las respuestas de azúcar en sangre e insulina.

Reduce el azúcar en la sangre en un 34% después de comer 50 gramos de pan blanco.

Varios estudios en humanos muestran que el vinagre puede aumentar la saciedad, ayudar a comer menos calorías y llevar a la pérdida de peso real.

Otros estudios en animales sugieren que el vinagre de manzana puede reducir los niveles de colesterol y triglicéridos, junto con otros factores de riesgo de enfermedad cardíaca.También, reduce la presión arterial en ratas, que es un factor de riesgo importante para enfermedades cardíacas y problemas renales.

Sus defensores dicen que su antioxidante betacaroteno y el ácido acético producen buenos efectos para aliviar el dolor de la artritis.

BICARBONATO DE SODIO

Son muchos los usos y aplicaciones que tiene el bicarbonato doméstico, por ello no llama la atención que sea uno de los remedios caseros para la gota. Permite alcalinizar la sangre y reducir la acidez.

Disuelve una cucharada en un vaso de agua y bebe todos los días. Esta receta no está recomendada para quienes tienen presión arterial elevada.

PIÑA

La piña o ananá contiene una enzima llamada bromelina, que es antiinflamatoria. Se puede consumir sola o en ensalada de frutas, batidos y zumos las veces que se desee, ya que no tiene contraindicaciones.

UVA

La uva ofrece una gran cantidad de antioxidantes, por lo que puede ayudar a prevenir la gota. También sirve para los dolores causados por la artritis reumatoide.

JENGIBRE

La raíz de jengibre tiene muchos usos y es uno de los remedios caseros que más se usa en la medicina natural y ancestral.

Usos medicinales:
Alivia las náuseas y los mareos producidos por los viajes, también los vómitos matutinos de embarazada, y aquellos que son ocasionados por intolerancias medicamentosas. Es antiespasmódico, mejora la digestión de las grasas, y se emplean en las enfermedades producidas por frío, pues genera calor interno. Se le atribuyen propiedades para estimular las defensas, como antiinflamatorio y para reducir el colesterol y la hipertensión.

Otros usos:
Previene la formación de coágulos en la patología arterial. Para aliviar dolores de garganta, chupar un trozo de jengibre.

Externamente se emplea su aceite para sabañones, enfriamientos renales y enfermedades reumáticas.

Se usa, en la mayoría de los casos, para:

Combatir la gota
Aumentar la temperatura del cuerpo
Reducir grasas
Mejorar el sistema inmune

Toxicidad:
Estimula la menstruación, por lo que no debe ser empleado durante el embarazo. Puede ocasionar, igualmente, acidez estomacal y se ingiere en grandes cantidades.

Preparar una infusión con media cucharadita de jengibre rallado o en polvo por taza de agua. Endulzar con miel y si quiere añadir un poco de zumo de limón. Beba una taza por día.

PLÁTANO

El plátano o banano contiene mucho potasio y vitamina C, por lo cual es perfecto para prevenir ciertas enfermedades o problemas. En el caso de la gota, esta fruta ayuda a diluir los cristales de ácido úrico que se acumulan en la sangre y causan tanto dolor.

AGUA FRÍA

Para poder aliviar la hinchazón y el enrojecimiento de los pies se puede aplicar agua fría en forma de compresa. Embeber una tela o paño y hacer una leve presión. No se aconseja usar cubos de hielo porque pueden quemar la piel.

ACEITE DE ENEBRO

El aceite esencial de enebro (se consigue en dietéticas y herbolarios) tiene muchas propiedades. Algunas de ellas son: antirreumáticas, antisépticas, carminativas, depurativas, diuréticas y astringentes. Verter algunas gotas en el pie y hacer un masaje circular. Notará alivio al instante.

SALES DE EPSON

Llene la tina con agua tibia a caliente y esparza dos tazas de Sales de Epson, dejar que se disuelvan bien e introducir los pies (o todo el cuerpo para un efecto relajante). Dejar que el agua se enfríe, por lo menos 20 minutos antes de salir. Repetir hasta tres veces por semana o cuando los dedos están muy inflamados.

MOSTAZA

La misma que se usa para diferentes platillos en la comida, puede servir para reducir los dolores producidos por la gota. Los ingredientes que componen a la mostaza (cuánto más natural y casera mejor), tienen efectos positivos en los nervios. Aplicar un poco en el área afectada y dejar que la piel absorba. Hacerlo por la noche, tapando con una gasa.

HOMEOPATÍA
Lo similar se cura con lo similar

Se deben utilizar 5 gránulos puestos debajo de la lengua sin tocarlos ni masticarlos, varias veces al día, hasta que se mitigue el dolor.
La dilución media puede ser entre 7 y 9 CH.

PULSATILLA

Aplicaciones
Podemos tratar los trastornos digestivos derivados del consumo de grasas animales y helados, las otitis purulentas, las corizas primaverales o crónicas, las varices y sabañones, así como las depresiones por falta de compañía familiar. También las orquitis producidas por las paperas y los trastornos de

la menstruación que cursen con flujos anormales. Igualmente es eficaz en el infantilismo, la esterilidad, la menopausia, las afecciones hepatobiliares, la diarrea aguda con vómitos, los moratones y las inflamaciones de los párpados y conjuntiva.

Otras aplicaciones
Estornudos crónicos, otitis media, inflamaciones de la conjuntiva y párpados, y sensación de frío intenso acompañado de dolores articulares.

LYCOPODIUM

Aplicaciones
De aplicación en la litiasis renal, la prostatitis, la impotencia, falta de libido, la vaginitis, así como en la psoriasis, las úlceras duodenales, las afecciones hepato-biliares, la anorexia y el exceso de colesterol.
En los niños es muy eficaz en los vómitos por acetonemia y en la enuresis. También en varices, úlceras varicosas relacionadas con el hígado y debilidad general.
Enfermedades crónicas de las articulaciones. En los casos crónicos se dará una dosis cada quince días y en los demás una dosis de 7-9 CH al levantarse y al acostarse.

Otras aplicaciones

Faringitis crónica, tumefacción de los ganglios linfáticos, abdomen tenso e hinchado, fístulas y acumulación de moco en las vías respiratorias inferiores.

ÁRNICA

Es eficaz en cualquier clase de traumatismo, en los postoperatorios, después del parto, en la fatiga del deportista y después de cualquier trabajo intenso. Mejora la congestión sanguínea de la cara y la nariz, especialmente si el cuerpo permanece frío, cuando se tienen escalofríos y deseos intensos de beber, así como en las afonías de los cantores después de un gran esfuerzo con la voz. En estos casos es normal encontrarse con un sujeto a quien le huele el aliento y sus heces son fétidas. También lo utilizaremos en la trombosis, las parálisis, los espasmos arteriales, la arteriosclerosis, el infarto de miocardio y la tosferina. Igualmente, en la ciática, varices, apoplejía, hemorragias de la retina y los abscesos purulentos.

En los traumatismos antiguos bastará con una dosis semanal a la 30 CH, mientras que en los casos agudos emplearemos la 4 CH. No obstante, árnica funciona bien a cualquier dilución, incluso como tintura madre.

Otras aplicaciones

Shock o trauma psíquico, con el rostro caliente y los miembros fríos. En hemorragias nasales y de retina, después de intervenciones dentales o quirúrgicas, en el sarampión, dolor de espalda y posparto. Embarazo. Anuria. Apoplejía. Conmoción cerebral. Cansancio. Epistaxis. Fracturas. Forúnculos. Hemoptisis. Hemorragias. Laringitis. Púrpura. Ciática.Inflamaciones, artritis y traumatismos en general

Medidas físicas
Se recomiendan baños integrales de vapor, pisar agua templada y lavados de tronco.

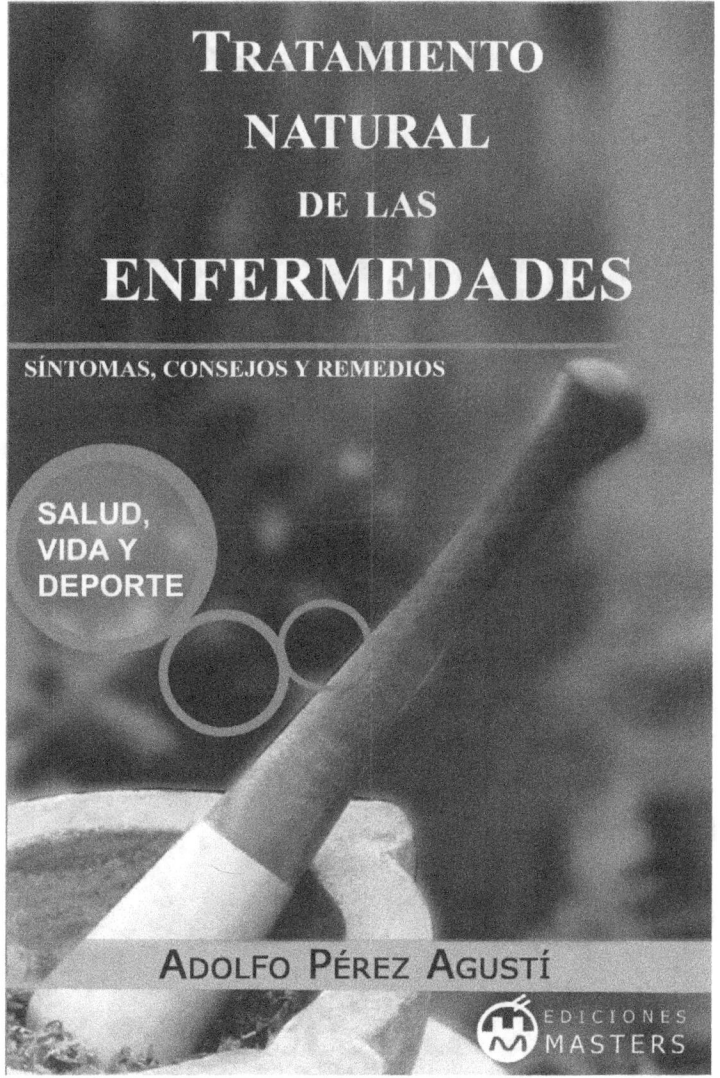

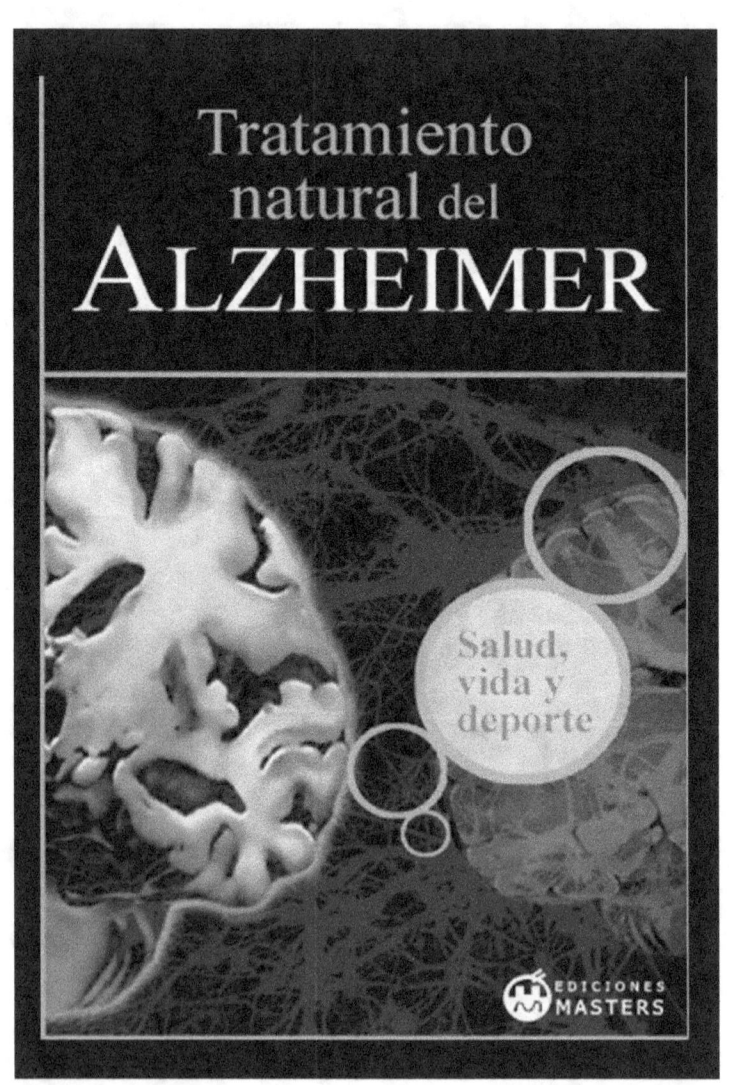

Tratamiento
natural del
ALZHEIMER

Salud,
vida y
deporte

EDICIONES
MASTERS

PONTE GUAPA,
sin quirófano, sin medicamentos, sin estropear tu salud

Adolfo Pérez Agustí

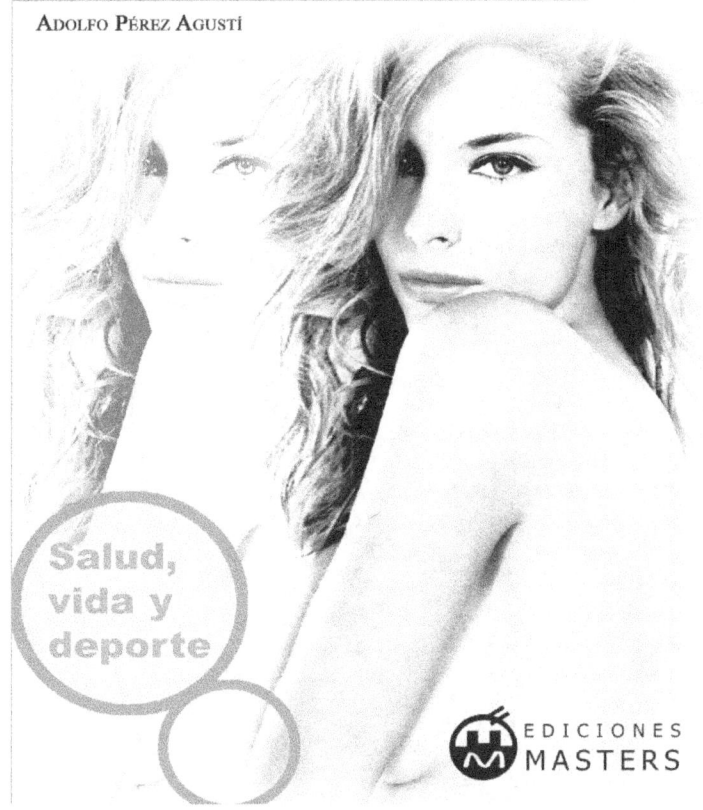

Salud,
vida y
deporte

EDICIONES
MASTERS

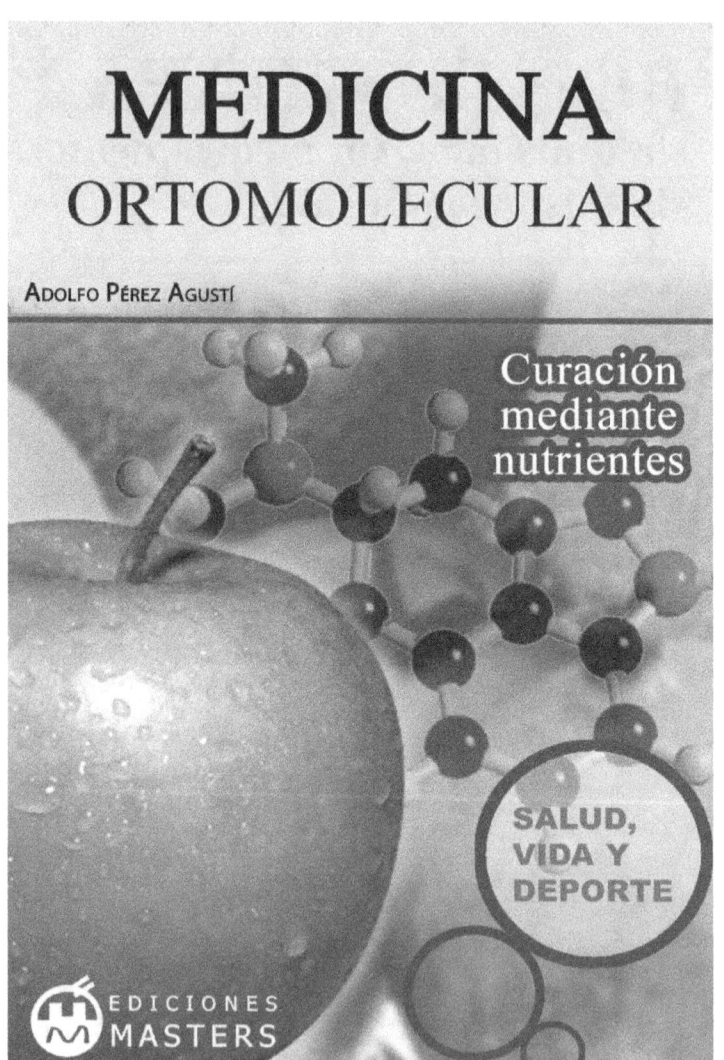

MEDICINA
ORTOMOLECULAR

Adolfo Pérez Agustí

Curación
mediante
nutrientes

SALUD,
VIDA Y
DEPORTE

EDICIONES
MASTERS

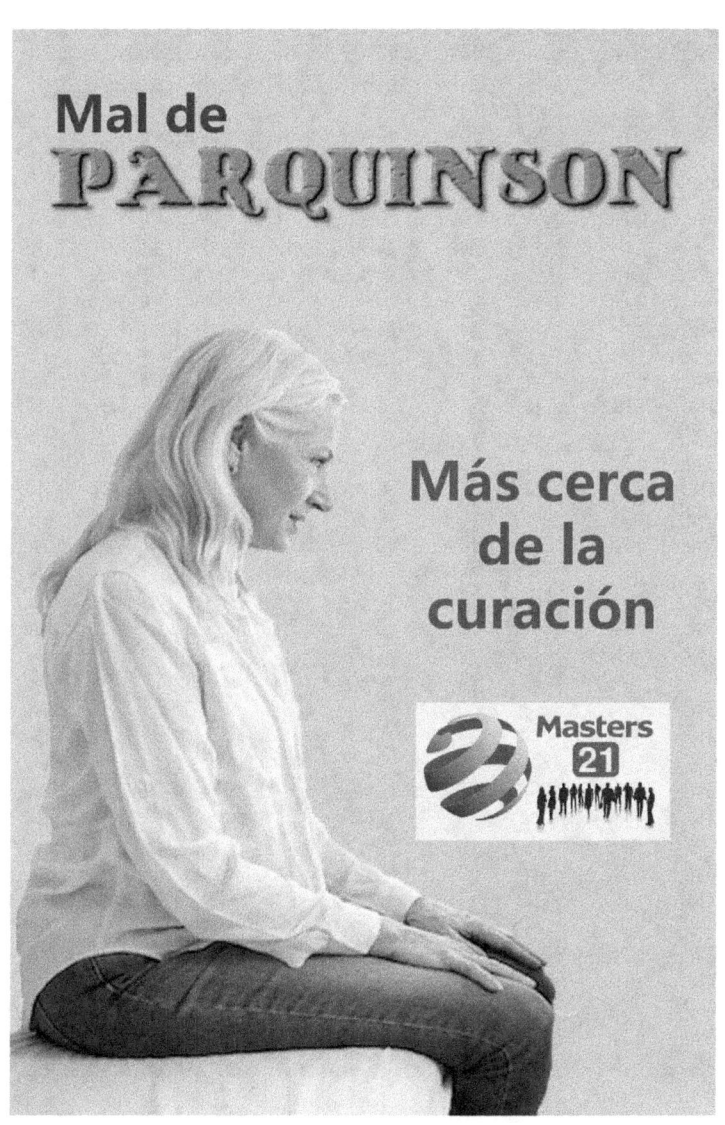

Mal de
PARQUINSON

Más cerca
de la
curación

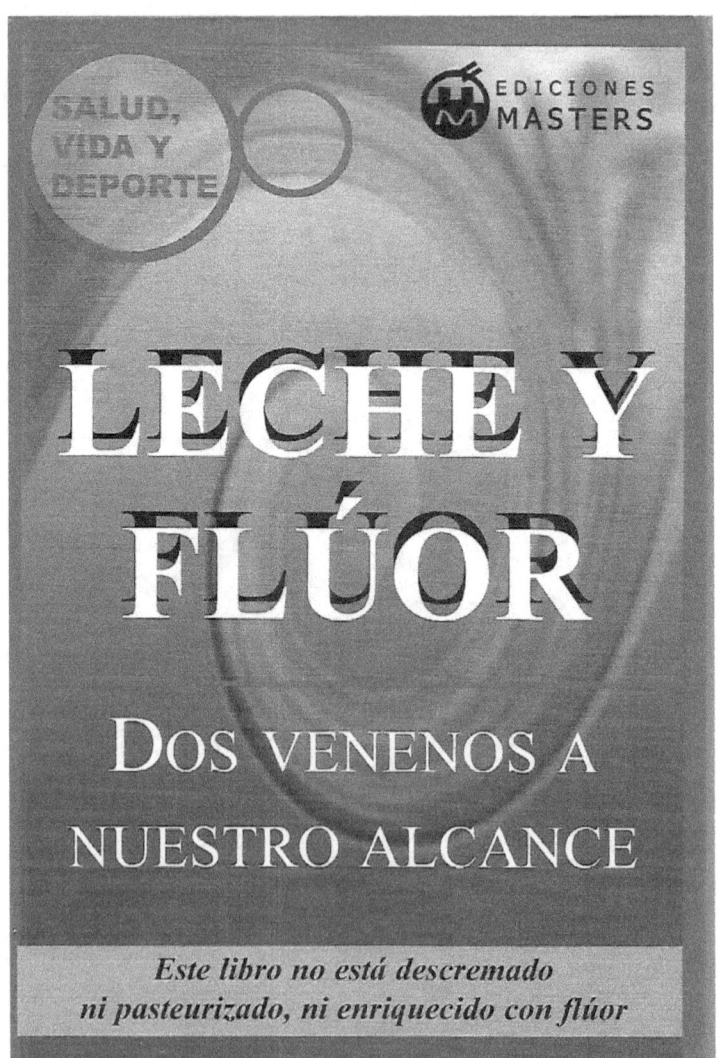

SALUD, VIDA Y DEPORTE

EDICIONES MASTERS

LECHE Y FLÚOR

DOS VENENOS A NUESTRO ALCANCE

*Este libro no está descremado
ni pasteurizado, ni enriquecido con flúor*